# LE GRAND LIVRE DE
# Bébé bouffe

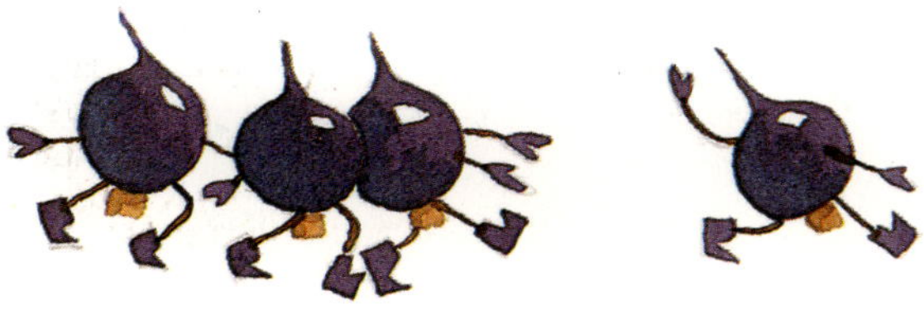

PUBLIÉ CHEZ GUY SAINT-JEAN ÉDITEUR:

Le grand livre des fines herbes
Le grand livre des confitures
Le grand livre des marinades
Le grand livre des salades
Le grand livre des fleurs comestibles
Le fromage: une passion
La cuisine d'Aphrodite
La cuisine végétarienne pour gourmets
Les meilleures recettes de la Mère Michel

ANNABEL KARMEL

# LE GRAND LIVRE DE Bébé bouffe

*Plus de 200 recettes faciles, rapides et nutritives*

Illustrations de Nadine Wickenden

Traduit de l'anglais par Madeleine Hébert

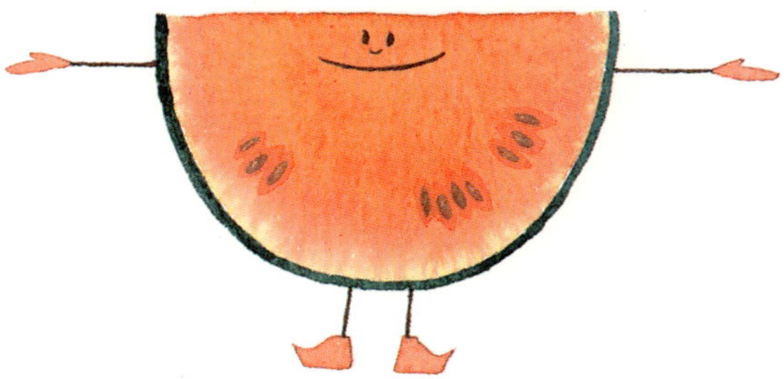

Guy Saint-Jean
ÉDITEUR

*Je dédie ce livre à mes enfants, Nicholas et Lara,*
*et à la mémoire de ma fille aînée, Natasha*

Données de catalogage avant publication (Canada): disponibles à la Bibliothèque nationale du Québec

Publié originalement en 1991 par Ebury Press, une marque de Random House UK Ltd.



Coordination: Susan Fleming et Fiona Eves
Design: Elaine Partington
Traduction: Madeleine Hébert
Révision: Isabelle Allard
Infographie: Christiane Séguin

Dépôt légal 2e trimestre 1998.
Bibliothèques nationales du Québec et du Canada
ISBN 2-89455-044-8

DISTRIBUTION ET DIFFUSION
Amérique: Diffusion Prologue Inc., 1650, boul. Lionel-Bertrand, Boisbriand (Québec) Canada J7H 1N7. (514) 434-0306
Suisse: Transat S.A., Rte des Jeunes, 4 ter, Case postale 125, 1211 Genève 26, Suisse. 342.77.40
Belgique: Diffusion Vander S.A., 321 Avenue des Volontaires, B-1150 Bruxelles, Belgique. (2) 762.98.04
France (Distribution): Distique S.A., 5, rue Maréchal Leclerc, 28600 Luisant, France. (02) 37.30.57.00
France (Diffusion): C.E.D. Diffusion, 73, Quai Auguste Deshaies, 94854 Ivry/Seine, France. (01) 46.58.38.40.



GUY SAINT-JEAN ÉDITEUR INC.,
674 Place-Publique, Bureau 200B, Laval (Québec) Canada H7X 1G1.
Tél. (514) 689-6402

GUY SAINT-JEAN ÉDITEUR - FRANCE,
5, Avenue du Maréchal Juin, 92100 Boulogne, France. Tél. (01) 41.22.05.29

UN LIVRE DE EDDISON SADD
Conçu et produit par Eddison Sadd Editions Limited,
St. Chad's Court, 146B King' Cross Road, London WC1X 9DH

Imprimé et relié en Grande-Bretagne

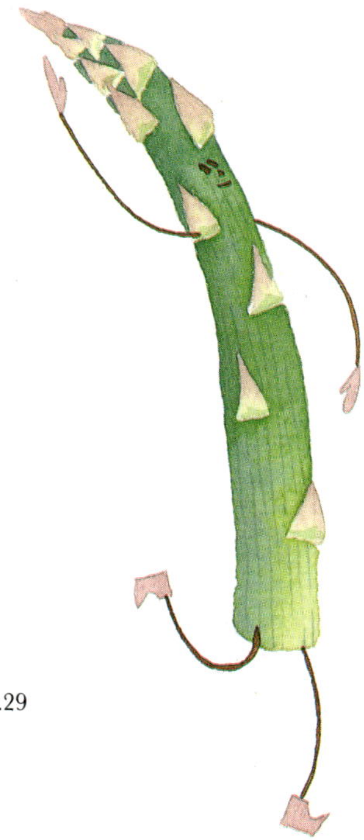

# TABLE DES MATIÈRES

# INTRODUCTION

Comme toute bonne jeune mère, je désirais nourrir mes bébés de la meilleure façon possible. À cause de mon expérience de gourmet et de cordon-bleu, je voulais leur offrir la saveur et l'arôme merveilleux des aliments frais. Avec un peu de bon sens, une recherche fouillée, deux nourrissons coopératifs et un mari tolérant, je savais que je pouvais créer des recettes délicieuses, faciles à préparer. Celles-ci seraient meilleures pour les tout-petits que les préparations commerciales, sans gluten et enrichies de vitamines et de fer, vendues en boîtes et en bocaux.

Le plaisir de voir mes enfants aimer leur nourriture a été ma récompense: je suis ravie qu'ils consomment des aliments frais et non des mets préparés en usine. Pourquoi nourrir mes enfants de préparations en sachets et en bocaux que je n'offrirais jamais à mon mari et à mes amis?

À partir de six mois, les bébés ont d'excellentes papilles gustatives et peuvent apprécier une grande variété d'aliments. Ce livre vous aidera à donner à vos tout-petits de bonnes habitudes alimentaires. Au lieu de purées fades et de desserts trop sucrés, vos enfants pourront déguster différents plats nourrissants et délicieux. En fait, la plupart des recettes pour les tout-petits seront aussi appréciées par le reste de la famille.

Tous les pédiatres et les diététistes ont leurs propres théories sur l'alimentation des tout-petits, ce qui crée beaucoup de confusion. Pas étonnant que les parents se tournent vers les préparations commerciales. Pourtant, un rapport de la Food Commission a révélé que 40 p. cent des aliments pour bébés vendus en magasin ont un contenu en nutriments inférieur au niveau recommandé par les médecins. On y trouve de l'eau et des épaississants qui servent à gonfler de petites portions d'ingrédients de base. L'emballage des aliments pour bébés n'indique pas la quantité de chaque ingrédient. Moins de 10 p. cent des préparations à base de viande fournissent plus de 20 p. cent de viande, et certaines grandes marques n'en contiennent que 4 p. cent. Certains biscuits «légers en sucre» en contiennent plus qu'un beignet.

Croyez-moi, l'alimentation des tout-petits n'a rien de mystérieux, et le grand avantage des plats maison est que vous savez exactement ce qui entre dans leur composition.

Ce livre s'adresse aux parents qui veulent que leurs tout-petits mangent bien et apprécient leur nourriture. La plupart des recettes sont faciles et rapides à préparer. Plus la préparation est longue, et plus vous serez déçu si votre enfant refuse son repas. Avec un mélangeur ou robot de cuisine et un bac à glaçons, vous pouvez facilement préparer en une matinée des purées congelées pour un mois, que vous décongèlerez au besoin pour obtenir des repas maison prêts en un instant. Et si votre bébé n'en mange pas beaucoup, vous l'accepterez mieux.

Je donne aussi des conseils (qui ne sont pas des règles inflexibles) sur l'alimentation des nourrissons. On ne doit pas ajouter de sel aux aliments des bébés de moins d'un an; par la suite, une utilisation modérée de sel n'est pas dangereuse. La réduction de la consommation de sel peut aider à prévenir l'hypertension. Quand c'est possible, je cuisine en même temps pour toute ma famille, incluant les petits, en accommodant les goûts de chacun.

S'il existe des règles (qu'on peut parfois enfreindre), les voici:

1. aliments frais;
2. faible teneur en gras animal;
3. faible teneur en sucre;
4. faible teneur en sel (pas de sel avant un an).

La présence d'un bébé à la maison fournit l'occasion de repenser les habitudes alimentaires de toute la famille. Certaines des recettes de ce livre sont si bonnes que je les sers même à mes invités! L'alimentation des enfants pendant leur première année a plus d'influence sur eux que durant tout le reste de leur vie: c'est pourquoi il faut les habituer dès le début à un régime alimentaire équilibré. Quand votre tout-petit choisira des fruits et légumes crus plutôt que des sucreries, vous saurez que vous avez réussi.

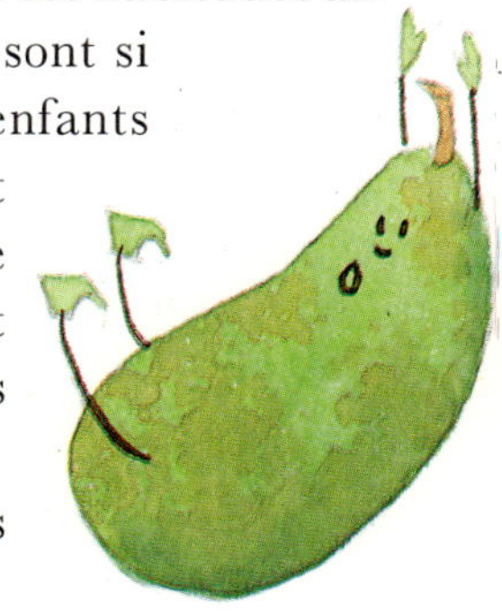

Bonne chance, et j'espère que vous ferez l'expérience avec vos enfants de nombreux joyeux repas!

CHAPITRE UN

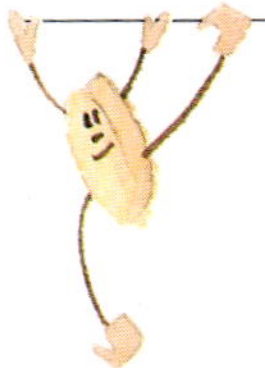

# ALIMENTS DE CHOIX POUR VOTRE BÉBÉ

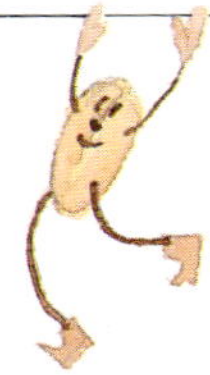

Plusieurs parents pensent qu'ils doivent compléter l'alimentation liquide de leur bébé dès l'âge de trois mois. Mais il n'y a pas d'âge «idéal», puisque chaque enfant est différent. Du point de vue physiologique, il n'est pas nécessaire de hâter l'introduction des aliments solides. Le système digestif n'est pas suffisamment développé pendant les premiers mois, et l'ingestion précoce de protéines étrangères peut augmenter l'incidence d'allergies alimentaires plus tard. Cependant, des pressions sociales poussent les parents à donner très tôt des purées et des céréales à leur bébé. Si votre enfant est satisfait et se développe normalement, je vous conseille d'attendre qu'il ait de quatre à six mois avant de lui donner des aliments solides.

## *Le lait est l'aliment principal*

Je tiens à rappeler que le lait est le meilleur aliment pour la croissance d'un bébé, et je recommande aux mères d'allaiter leur nouveau-né. En plus d'avoir d'incontestables avantages affectifs, l'allaitement contribue à combattre les infections. Pendant les premiers mois, les nourrissons sont très vulnérables; le colostrum produit par la mère les premiers jours de l'allaitement est une source importante d'anticorps qui aident à développer le système immunitaire. Il est donc avantageux d'allaiter les poupons, ne serait-ce que pendant seulement une semaine. On a aussi démontré scientifiquement que les enfants allaités ont moins tendance à contracter certaines maladies au cours de leur vie.

Le lait devrait contenir tous les nutriments nécessaires à la croissance de votre bébé. Il y a 65 calories dans 100 ml (4 oz) de lait, et le lait maternisé est enrichi de vitamines et de fer. Le lait de vache n'est pas un aliment aussi «complet» pour les nourrissons, et il ne faut pas leur en donner avant l'âge d'un an. On introduit des aliments solides dans l'alimentation du bébé pour ajouter du volume et de nouveaux goûts, textures et arômes, ainsi que pour lui permettre de s'exercer à mastiquer. Toutefois, si on donne trop de solides trop tôt, il se peut que le bébé manque des nutriments nécessaires et éprouve des problèmes digestifs. Il est très difficile pour les nourrissons d'obtenir le même apport nutritif d'une petite quantité de solides qu'ils n'en retirent du lait.

N'utilisez pas d'eau bouillie de façon répétée ou adoucie pour préparer les biberons, car il y aurait risque de concentration des sels minéraux. Il ne faut pas non plus faire chauffer les biberons au four micro-ondes, car le lait peut devenir trop chaud même si la bouteille est encore froide. Il vaut mieux les placer dans l'eau chaude pour les réchauffer.

Il n'existe pas de règle inflexible sur la quantité de lait qu'un bébé devrait consommer quotidiennement. Toutefois, il faut s'assurer (surtout si les biberons ne sont pas bus au complet) que jusqu'à l'âge de cinq mois, il en prend quatre fois par jour. Si vous diminuez le nombre de boires trop vite, votre bébé ne pourra pas en ingérer assez. Certaines mères font l'erreur de donner des aliments solides à leur petit quand il a faim, alors qu'il lui faudrait simplement un biberon ou une tétée supplémentaire.

Même si la plupart des nourrissons de six mois peuvent boire du lait de vache pasteurisé, il est préférable de continuer à les nourrir de lait maternel ou maternisé jusqu'à l'âge d'un an.

Les produits laitiers (yogourt, fromage à la crème, fromage) plaisent bien aux tout-petits, et vous pouvez commencer à leur en donner après six mois. Choisissez des produits au lait entier plutôt qu'écrémés.

## *La fraîcheur, c'est meilleur*

Les aliments frais sont supérieurs par la saveur, l'arôme et l'apparence aux produits alimentaires commerciaux pour bébés. Bien apprêtés, ils sont aussi meilleurs pour votre enfant, car la préparation en usine élimine beaucoup de nutriments (surtout les vitamines). Les plats maison ont un goût très différent de celui des aliments en bocaux. Faites-en l'essai les yeux fermés: vous verrez qu'il est très difficile de savoir ce que contient chaque bocal!

Il n'existe pas non plus en magasin plusieurs préparations de fruit ou de légume unique. La plupart des bocaux offrent des combinaisons fades réduites en purées de la même consistance, et votre bébé a de la peine à les différencier. C'est pourquoi il peut être difficile de lui faire accepter par la suite les purées maison, qui sont moins lisses et ont plus de goût. Il vaut donc mieux préparer dès le début les aliments de votre tout-petit. Il sera moins difficile si vous l'habituez tôt à une variété de goûts et de textures. Vous pouvez «entraîner» votre bébé à préférer la saveur des purées d'épinards ou de pommes à celle des sucreries ou des gâteaux. Pourquoi lui donner des aliments gras et sucrés quand les aliments sains ont si bon goût?

## *Les besoins nutritifs de votre bébé*

Voici les six éléments indispensables à votre enfant pour une alimentation équilibrée et un bon développement.

### PROTÉINES

Elles sont nécessaires à la croissance et au maintien de notre corps; le reste sert à fournir de l'énergie (ou est stocké sous forme de gras).

Les protéines sont constituées de différents acides aminés. Certains aliments (viande, poisson, produits laitiers, fèves soya) contiennent tous les acides aminés indispensables au corps humain. D'autres aliments (céréales, légumineuses, noix, graines) sont de bonnes sources de protéines, mais n'ont pas tous les acides aminés essentiels.

### HYDRATES DE CARBONE

Avec les gras, ils procurent au corps sa principale source d'énergie. Ils fournissent aussi des fibres qui ajoutent du volume à l'alimentation et agissent comme laxatifs naturels.

Il en existe deux types: les sucres et les féculents (ceux qui sont complexes fournissent des fibres), sous forme naturelle ou raffinée. La première est, bien sûr, meilleure pour la santé.

SUCRES

*Naturels*

fruits et jus de fruits
légumes et jus de légumes

*Raffinés*

sucre et miel
boissons gazeuses
gelées sucrées
confitures et autres conserves
gâteaux et biscuits

FÉCULENTS

*Naturels*

céréales, farine, pâtes et pain complet
riz brun
pommes de terre
légumineuses
pois, bananes et autres fruits et légumes

*Raffinés*

céréales ordinaires en boîte
farine, pain et pâtes blanchis
riz blanc
biscuits sucrés
gâteaux

### LIPIDES (GRAS)

Ils fournissent une source concentrée d'énergie. Pour prévenir la perte excessive de chaleur, nous devons emmagasiner du gras. Il en faut donc une certaine quantité dans notre alimentation. Les aliments gras contiennent aussi les vitamines liposolubles A, D, E et K. Mais beaucoup de personnes mangent trop de gras, et de la mauvaise sorte.

Il existe deux types de gras: saturés (de source animale) et non saturés (de source végétale). Les gras saturés sont les plus dangereux et peuvent entraîner des taux de cholestérol élevés et des maladies cardiaques.

Il est important de donner à votre tout-petit du lait entier pendant les trois premières années, mais utilisez moins de gras pour la cuisson et limitez la consommation de beurre et de margarine. Diminuez les gras saturés dans l'alimentation de votre enfant en lui donnant moins de viande rouge (surtout les viandes grasses comme l'agneau) et plus de poulet et de poisson. Révisez en même temps les habitudes alimentaires du reste de la famille pour supprimer l'excès de gras.

### GRAS

*Saturés*

beurre, certains types de margarine
viande
lard, bacon, jus de cuisson
œufs
fromages et yogourts non écrémés
biscuits et gâteaux

*Non saturés*

huiles d'olive, de tournesol, de sésame, de soya, de maïs et de canola
margarine polyinsaturée
poisson gras (ex.: maquereau)

## VITAMINES ET SELS MINÉRAUX

On trouve des carences en vitamines et en sels minéraux même dans les pays industrialisés. Les enfants le plus à risque sont ceux qui ont un régime végétarien strict (sans aucun produit animal) et ceux qui boivent du lait de vache à partir de six mois. Les pédiatres recommandent de leur donner des suppléments quotidiens jusqu'à l'âge d'au moins deux ans.

Les suppléments ne sont probablement pas nécessaires pour les enfants qui consomment assez d'aliments frais ainsi que du lait maternel ou maternisé la première année.

Il existe deux types de vitamines: hydrosolubles (C et B complexe) et liposolubles (A, D, E, K). Les vitamines hydrosolubles étant éliminées par le corps, on doit en consommer tous les jours. Elles peuvent aussi être détruites par une cuisson excessive, surtout dans le cas des fruits et légumes cuits dans l'eau. Il vaut mieux manger ces aliments crus ou très peu cuits (à l'étuvée, par exemple).

Il y a un débat à savoir si un apport important de vitamines et de sels minéraux peut améliorer le quotient intellectuel de

## VITAMINE A

Essentielle pour la croissance, une peau et des dents saines, et une bonne vision.

foie
poisson
légumes vert foncé (ex.: brocoli)
patates douces
oranges
courges
tomates
lentilles
cresson de fontaine
abricots et pêches
lait entier et œufs
beurre et margarine

## VITAMINE B COMPLEXE

Essentielle pour la croissance, la transformation des aliments en énergie, la santé du système nerveux et une bonne digestion. Ce groupe inclut plusieurs vitamines; certaines se retrouvent dans un grand nombre d'aliments, mais seuls le foie et l'extrait de levure les contiennent toutes.

viande et jus de cuisson, foie
poisson
produits laitiers et œufs
céréales complètes
germes de blé
légumes vert foncé
extrait de levure
noix
légumineuses
banane

## VITAMINE C

Nécessaire à la croissance, aux tissus sains et à la guérison des blessures. Aide à l'absorption du fer.

légumes (brocoli, choux de Bruxelles, laitue, poivrons, pommes de terre, épinards, chou-fleur)
fruits (oranges et autres agrumes, cassis, melon, papaye, fraises, tomates)

## VITAMINE D

Essentielle pour la formation des os, elle travaille de concert avec le calcium. On la trouve dans peu d'aliments, mais elle est synthétisée par la peau exposée au soleil.

poissons gras, foie
huiles
œufs
margarine, produits laitiers

## VITAMINE E

Importante pour la composition de la structure cellulaire, elle aide le corps à créer et à maintenir les globules rouges.

huiles végétales et margarine
germes de blé, noix

## VITAMINE K

Contribue à la coagulation du sang et au maintien des os; est présente dans l'intestin.

la plupart des légumes et
des céréales complètes

votre enfant. De toute façon, ceux-ci sont nécessaires au développement du cerveau et du système nerveux, et il en faut donc une quantité abondante et variée, fournie par une alimentation saine et équilibrée.

### CALCIUM

Nécessaire pour la croissance, ainsi que pour avoir des os solides et de bonnes dents.

produits laitiers (surtout le lait)
poisson en conserve (comme les sardines, mais seulement pour les enfants plus vieux)
fruits secs
pain, farine
brocoli
légumineuses

### FER

Nécessaire pour la santé du sang et des muscles. Une carence en fer, fréquente chez l'enfant, lui enlèvera toute énergie.

foie, viande rouge
poissons gras
jaunes d'œufs
fruits secs (surtout abricots)
céréales complètes
lentilles, légumineuses
légumes vert foncé
chocolat

### EAU

Les êtres humains peuvent survivre assez longtemps sans nourriture, mais quelques jours seulement sans eau. Les bébés perdent plus d'eau par les reins et la peau que les adultes, et aussi par le vomissement et la diarrhée. Il est essentiel de ne pas laisser votre bébé se déshydrater: assurez-vous qu'il boit assez. La meilleure boisson est de l'eau bouillie refroidie, qui rafraîchit le corps plus vite qu'une boisson sucrée.

Si un nouveau-né a soif, il n'est pas nécessaire de lui donner autre chose que du lait ou de l'eau. Les boissons et sirops de fruits et les tisanes sucrées sont à éviter, car ils peuvent faire carier les dents (le dextrose est aussi un sucre.)

Si votre nourrisson refuse de boire de l'eau, donnez-lui des jus pour bébés non sucrés ou des jus de fruits frais. Diluez selon le mode d'emploi ou, pour les jus frais, mélangez un quart de jus avec trois quarts d'eau, en augmentant graduellement à un pour un.

## *Le problème des allergies*

Il arrive souvent que les enfants héritent des allergies de leurs parents. Quand il existe une allergie à un certain aliment dans une famille, il faut commencer à donner celui-ci séparément et avec précaution.

Les aliments qui risquent le plus de provoquer une réaction allergique chez les bébés sont les suivants: lait de vache, produits laitiers, poisson (surtout coquillages), certains fruits, noix, aliments contenant du gluten. Certains nourrissons (et enfants plus vieux) font aussi des réactions aux colorants et additifs alimentaires. Les problèmes les plus fréquents causés par des allergies alimentaires sont: nausées, vomissements, diarrhée, asthme, eczéma, fièvre des foins, urticaire, irritation et enflure des yeux, des lèvres et du visage. C'est pourquoi il est imprudent de hâter l'introduction des aliments solides.

Inutile de s'inquiéter sans raison au sujet des allergies alimentaires, sauf si celles-ci sont présentes dans la famille. Elles surviennent rarement chez les bébés normaux et sont encore moins fréquentes si ceux-ci ne commencent l'alimentation solide qu'après quatre mois. Ce sont toutefois les tout-petits de moins de dix-huit mois qui sont le plus sujets aux allergies à un aliment en particulier. Même si beaucoup s'en débarrassent vers deux ans, certaines allergies alimentaires (surtout aux œufs, au lait, aux coquillages ou aux noix) peuvent persister toute la vie. Si votre enfant est allergique, avertissez-en les mères de ses amis et le personnel de la garderie ou de l'école.

Consultez un médecin à la moindre inquiétude sur la santé de votre bébé. Le système immunitaire des nouveau-nés n'ayant pas atteint son plein développement, ceux-ci peuvent rapidement tomber malades et souffrir de complications graves.

### L'INTOLÉRANCE AU LACTOSE

Ceci n'est pas une allergie. Les enfants qui en sont affectés n'ont pas de lactase, une enzyme qui transforme le lactose en glucose et galactose. Le lactose se trouve dans tous les laits; ces bébés ne peuvent donc pas boire de lait maternel ou de lait de vache. On doit leur donner du lait de soya maternisé.

Certains enfants qui ne supportent pas le lactose peuvent consommer sans problème des produits laitiers comme le fromage et le yogourt.

### L'ALLERGIE À LA PROTÉINE DU LAIT DE VACHE

Si votre bébé ne supporte pas le lait de vache, votre médecin lui recommandera probablement le lait de soya maternisé. Le lait de soya non modifié ne convient pas, car il n'est pas assez nutritif. Toutefois, certains nourrissons allergiques au lait de vache le sont aussi au lait de soya; ils doivent boire du lait maternisé hypoallergénique, qu'on peut se procurer sur ordonnance. Le lait maternel est le meilleur pour les nouveau-nés allergiques au lait de vache, mais les mères nourrices devront peut-être limiter leur propre consommation de produits laitiers pour ne pas affecter leur nourrisson.

Ces bébés ne supportent aucun produit laitier et il faut remplacer, lors du sevrage, le beurre par de la margarine d'huile végétale et le chocolat par de la caroube. Très souvent, les tout-petits ne souffrent plus de cette allergie vers deux ans.

### ŒUFS

Évitez de donner du blanc d'œuf avant un an. Une fois que votre enfant est habitué à une alimentation mixte (entre huit et neuf mois), il peut manger du jaune d'œuf cuit.

### POISSON

La plupart des pédiatres conseillent de ne pas donner de poisson aux bébés avant huit mois et d'éviter tout coquillage.

### FRUITS

Certains enfants ne supportent pas les agrumes et les baies. On peut remplacer les oranges dans leur alimentation par des cynorhodons ou du cassis (riches en vitamine C).

### NOIX

Vous devez éviter les noix, même moulues, pendant les sept premiers mois. Les enfants de moins de trois ans peuvent s'étouffer avec des noix entières.

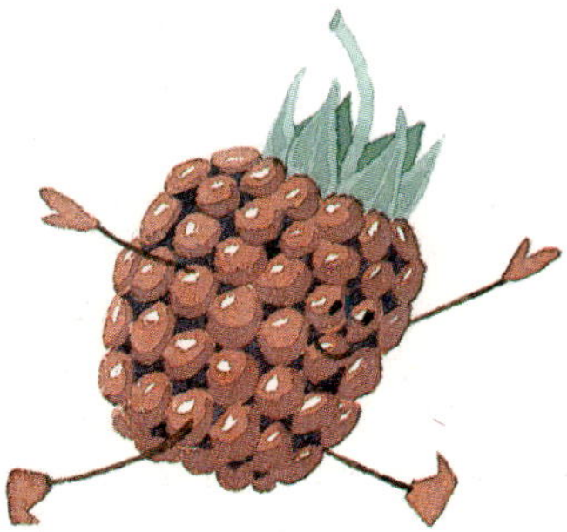

### GLUTEN

S'il y a des cas d'intolérance au gluten dans la famille, les bébés doivent avoir un régime sans gluten (qui est préférable pour tous les nouveau-nés). Le gluten se trouve dans le blé, le seigle et l'orge. La sensibilité au gluten peut, très rarement, causer une maladie cœliaque.

Achetez des céréales et biscottes pour bébés sans gluten. Le plus sûr est de commencer avec les céréales de riz. Il existe aussi plusieurs produits de remplacement (sans gluten): farines de soya, maïs, riz ou millet, fécule de pommes de terre, riz brun, nouilles de riz, spaghettis de sarrasin, etc.

## *La préparation des aliments*

Il n'est pas difficile d'apprêter et de cuire la nourriture de votre bébé, mais il faut accorder beaucoup d'importance aux mesures d'hygiène.

### ÉQUIPEMENT

Vous possédez probablement déjà tout ce qu'il vous faut dans votre cuisine (pilons, râpes, passoires, etc.), mais les trois choses suivantes sont indispensables!

*Moulinette.* Petit moulin à main doté de différents disques de coupe qui réduit en purée et enlève les graines et la peau, souvent difficiles à digérer pour le bébé. Utilisé pour les fruits, légumes, poissons et viandes à texture fine (poulet, foie).

*Mélangeur ou robot de cuisine.* Pratique pour de plus grosses quantités de purée. Mais il faut souvent filtrer ensuite à la passoire les purées pour les bébés très jeunes afin d'enlever les graines et la peau.

*Étuveuse.* Permet de cuire à la vapeur les fruits et légumes, la meilleure façon de préserver le goût, les vitamines et les sels minéraux (si vous n'en avez pas, utilisez une passoire posée sur une casserole avec un couvercle bien ajusté).

## LA STÉRILISATION

Au début, il faut bien stériliser les biberons et, surtout, les tétines. Le lait chaud est un milieu idéal pour les bactéries et, si les biberons ne sont pas bien lavés et stérilisés, votre bébé peut être très malade. Il vaut mieux stériliser aussi les plats et cuillers utilisés pour le nourrir. Il est impossible, bien sûr, de stériliser tout l'équipement utilisé pour la préparation et la cuisson, mais il faut que tout soit très propre.

Un lave-vaisselle est très utile: l'eau y est beaucoup plus chaude que dans le lavage à la main, et cela aide à stériliser votre équipement. Une fois retiré du lave-vaisselle, toutefois, il ne reste pas stérile; vous devez remplir tout de suite les biberons et les mettre au frigo. Essuyez les couverts et ustensiles avec du papier absorbant plutôt qu'un linge non stérile.

Vous devez stériliser les biberons pendant toute la première année. Mais quand votre bébé commence à se traîner et à tout mettre dans sa bouche, il n'est plus nécessaire de stériliser les cuillers, la vaisselle et les contenants.

## LA CUISSON DES ALIMENTS DE BÉBÉ

Comme les fruits et légumes peuvent perdre leurs nutriments pendant la cuisson, il faut aussi en manger crus. Mais certains sont difficiles à digérer crus pour un jeune bébé et, jusqu'à six mois, il faut cuire la plupart de ses fruits et légumes (sauf les bananes mûres). Quand le nourrisson acquiert ses dents et apprend à mastiquer, on les fait moins cuire pour conserver leur croquant et leur vitamine C. Après six mois environ, votre tout-petit peut consommer des purées de fruits crus et des fruits frais râpés; il peut aussi manger avec ses doigts des légumes crus ou cuits *al dente*.

Utilisez diverses méthodes de cuisson (à la vapeur, au four, dans l'eau), mais évitez celles qui demandent du gras. Le mieux est la cuisson à la vapeur, qui maximise les apports nutritifs. Vous pouvez aussi utiliser l'eau (sans sel) de cuisson des légumes pour la cuisson des pâtes.

Quelle que soit la méthode de cuisson choisie, la purée de votre bébé doit être homogène et sans grumeaux. Par la suite, quand il commence à mastiquer, ajustez la consistance pour l'adapter à ses besoins.

Congelez toute purée que vous n'utilisez pas tout de suite.

*À l'eau ou à la vapeur.* Lavez bien les fruits et légumes, puis pelez, épépinez ou dénoyautez, et coupez en dés. Mettez juste assez d'eau pour couvrir et faites cuire environ 10 minutes, pour attendrir. Égouttez et retirez de l'étuveuse ou de la casserole (en gardant l'eau de cuisson), puis passez à la moulinette ou utilisez un mélangeur ou robot de cuisine, et ajoutez un peu d'eau de cuisson pour obtenir la consistance désirée.

*Au micro-ondes.* Lavez bien les fruits et légumes, puis pelez, épépinez ou dénoyautez, et coupez en tranches. Déposez dans un plat à micro-ondes avec assez d'eau pour couvrir et fermez avec un couvercle. Cuisez 3 minutes à la plus haute température. Découvrez, remuez, puis recouvrez et cuisez 2 minutes (les temps de cuisson peuvent varier). Utilisez un mélangeur, une moulinette ou un robot de cuisine pour obtenir la bonne consistance, en ajoutant de l'eau si nécessaire.

## LA CONGÉLATION

Quand c'est possible, préparez plus de nourriture que nécessaire et congelez le reste dans des bacs à glaçons. Quelques aliments ne peuvent pas être congelés (ex.: bananes et avocats), mais la plupart le supportent très bien. Ainsi, vous pourrez en une ou deux heures préparer des quantités suffisantes pour nourrir votre bébé pendant un mois, ce qui économise beaucoup de temps et de travail.

Il vous faut des contenants stériles et un congélateur qui peut congeler les aliments à -18 °C (0 °F) ou moins en 24 heures. Au début, quand vous n'utilisez que de petites quantités à chaque repas, utilisez des bacs à glaçons et des sacs de congélation en plastique.

Préparez les aliments tel qu'indiqué dans les recettes, couvrez et laissez refroidir, puis congelez bien dans les bacs à glaçons. Retirez ensuite des bacs et rangez dans des sacs de congélation en plastique bien identifiés (contenu et date limite).

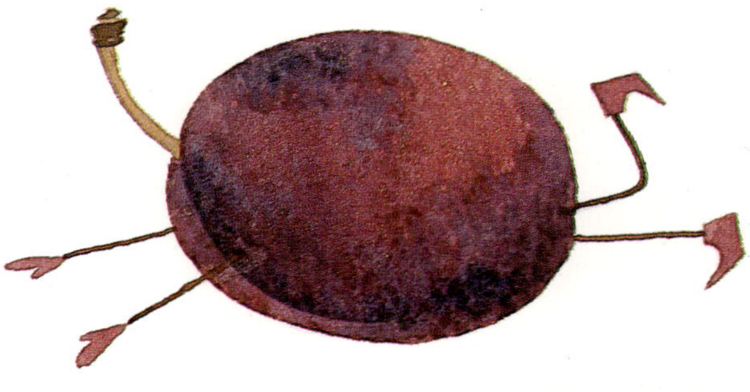

| DURÉE MAXIMUM DE CONGÉLATION | |
|---|---|
| Fruits | 6 mois |
| Légumes | 6 mois |
| Purées avec lait | 4-6 semaines |
| Poisson | 10 semaines |
| Viande et poulet | 10 semaines |

Pour décongeler, laissez l'aliment à la température ambiante une heure. Chauffez bien et laissez tiédir, puis servez sur-le-champ. Si vous cuisez au micro-ondes, remuez bien pour répartir la chaleur, puis laissez tiédir. Vérifiez toujours la température des aliments avant de les donner à votre bébé. Les fruits qu'on veut servir froid peuvent décongeler toute la nuit au réfrigérateur.

Ne congelez jamais de nouveau les aliments et ne réchauffez pas plus d'une fois.

## *Quand manger...?*

La liste ci-contre vous indique à quel moment commencer à donner certains aliments à votre bébé. Elle n'est pas complète; pour plus de détails, référez-vous aux différents chapitres du livre.

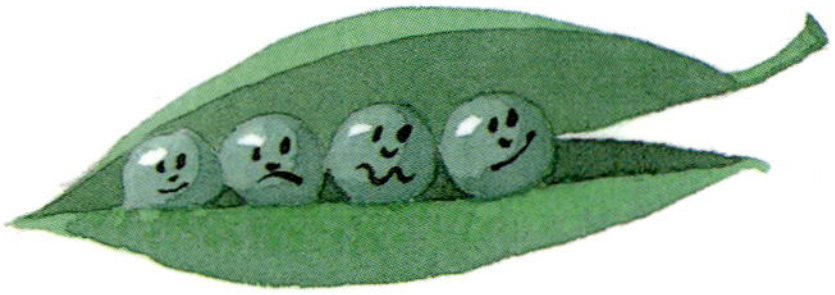

| | |
|---|---|
| Pomme, poire, banane, papaye | 4-5 mois |
| Carotte, chou-fleur, pomme de terre, courgette, courge, haricots verts, rutabaga, patate douce | 4-5 mois |
| Fruits secs, pêche, kiwi, abricot, prune, melon, avocat | 5-6 mois |
| Petits pois, tomate, épinards, céleri, poireau, poivron | 5-6 mois |
| Poulet, produits laitiers | 6 mois |
| Viande | 6-12 mois |
| Aliments contenant du gluten | 6 mois |
| Agrumes, baies, mangue | 6-7 mois |
| Pois cassés, haricots beurre, lentille | 8-9 mois |
| Œuf | 8-9 mois |
| Poissons | 8-9 mois |
| Coquillages | après 2 ans |

## *Menus*

Dans le prochain chapitre, j'ai élaboré des menus qui vous aideront pendant les premières semaines du sevrage de votre bébé. Il existe des variations illimitées d'aliments à donner ainsi que de l'ordre dans lequel les introduire.

Si votre tout-petit prend son repas du soir peu de temps avant d'aller au lit, ne lui donnez pas d'aliments lourds ou difficiles à digérer. Si vous voulez qu'il ait une bonne nuit de sommeil, ce n'est pas le moment de faire l'essai de nouveaux aliments.

J'ai essayé d'offrir un grand choix de recettes, bien qu'en réalité vous répéterez sûrement plusieurs fois pendant la semaine les plats que votre bébé préfère. Adaptez ces menus aux produits saisonniers et à ce que vous préparez pour votre famille. À partir de neuf mois, vous devriez pouvoir préparer les mêmes repas pour votre tout-petit et le reste de la famille. Dans les menus pour cet âge, j'ai prévu quatre repas par jour. Toutefois, de nombreux bébés ont assez de trois repas, accompagnés de goûters santé.

On peut transformer plusieurs des purées de légumes des chapitres du début en potages aux légumes. Si vous donnez à votre bébé certains des légumes préparés pour les autres membres de la famille, assurez-vous qu'ils ne sont pas salés. Dans les chapitres subséquents, plusieurs recettes conviennent à toute la famille.

Au bas de chaque recette se trouve une boîte avec deux faces, l'une souriante et l'autre maussade. Inscrivez la réaction de votre nourrisson en cochant dans la case appropriée.

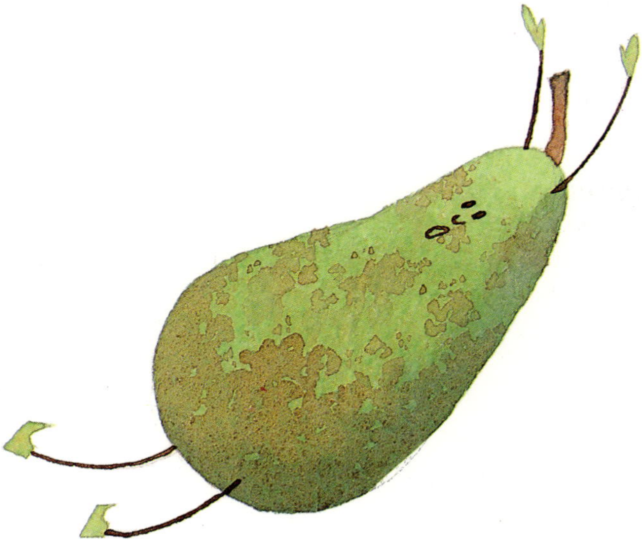

CHAPITRE DEUX

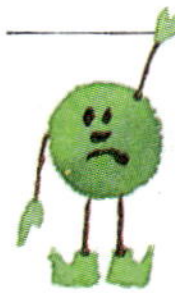

# DE QUATRE À SIX MOIS – LE SEVRAGE

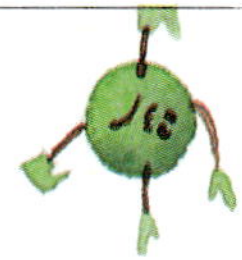

Encore récemment, on incitait les parents à commencer à donner une alimentation solide à leur bébé bien avant l'âge de quatre mois. Ces pressions venaient de plusieurs milieux: commercial, médical et social (faire mieux que les voisins!). Mais maintenant, les opinions à ce sujet sont différentes; c'est tant mieux, car plusieurs aliments ordinaires (dont nous avons parlé au premier chapitre) peuvent causer des allergies. De plus, le système digestif du nouveau-né, au moins jusqu'à l'âge de trois mois, n'est pas en mesure de digérer des aliments plus complexes que le lait.

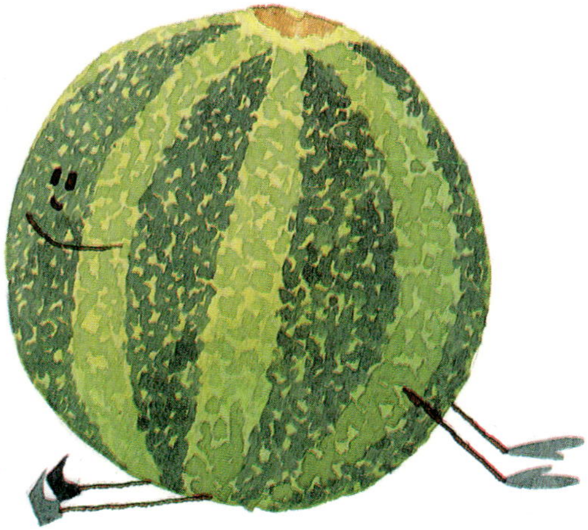

## *Quand commencer le sevrage*

Tous les bébés sont différents, et il arrive que l'appétit des plus gros d'entre eux ne soit pas satisfait. Votre nourrisson vous fera savoir quand il doit commencer une alimentation solide. Par exemple, s'il a encore faim après un biberon de 250 ml (8 oz), si l'intervalle entre les boires diminue sur une période prolongée ou s'il commence à s'agiter pendant la nuit. Un autre signe certain: s'il essaie d'attraper et de mâchouiller tout ce qu'il voit!

## *Les premiers aliments solides*

«Solide» est un terme étrange pour désigner la bouillie que nous donnons à nos bébés et il peut être trompeur. N'essayez qu'un aliment à la fois au tout début. Donnez, par exemple, de la compote de pommes pour deux ou trois jours avant d'offrir des poires ou des bananes. Ainsi, s'il se produit une réaction, vous en connaîtrez la cause. Par la suite, vous pourrez ajouter de l'intérêt en combinant différents aliments.

L'autre point essentiel est que *vous ne devez pas diminuer les portions de lait* de votre bébé. Le lait reste l'élément le plus important pour sa croissance et son développement.

Vous trouverez aux pages 38 à 41 des menus qui vous seront utiles au moment du sevrage. Servez-vous-en comme guide en les adaptant aux produits offerts sur le marché et à ce que vous préparez pour votre famille.

### CÉRÉALES DE RIZ

Je vous conseille d'utiliser au début des céréales de riz pour bébés vendues en magasin. Quoique raffinées, elles sont enrichies de vitamines et devraient être exemptes de sel et de sucre (vérifiez les ingrédients sur l'emballage.) De plus, les nourrissons digèrent facilement ces céréales de riz. Préparez-les avec du lait maternel, du lait maternisé ou de l'eau bouillie refroidie, selon le mode d'emploi.

### FRUITS

Comme la plupart des nourrissons aiment le sucre (le lait maternel est sucré), votre tout-petit aimera le goût des fruits. Un fruit bien mûr est sucré naturellement. Si vous trouvez qu'une purée est sure, ajoutez un peu de miel ou de jus de pomme. Mais prenez note que votre bébé préfère peut-être une saveur moins sucrée que vous!

La plupart des fruits renferment de la vitamine C et des sels minéraux, et les fruits jaunes contiennent de la vitamine A. Au début, offrez des compotes de fruits cuits (pommes ou poires); le seul fruit que votre bébé peut manger cru à ce stade est une banane mûre. Vers six mois, il peut consommer des fruits crus en purée: poire, papaye, melon, pêche, raisins et prune. Ceux-ci sont parfaits pour lui, à condition d'être mûrs.

Les fruits frais sont les meilleurs, mais vous pouvez aussi utiliser des fruits en conserve dans leur jus ou de l'eau (mais non un sirop). Introduisez les fruits secs plus

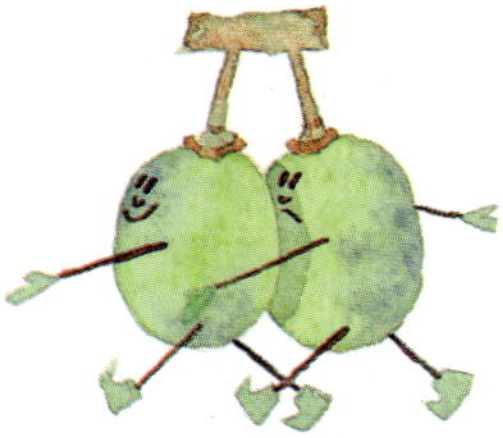

tard et en petites quantités; même s'ils sont nutritifs, ils ont tendance à être laxatifs.

### LÉGUMES

Certains préfèrent commencer par les légumes plutôt que par les fruits. Étant donné que la plupart des nourrissons acceptent bien les fruits, ces parents pensent qu'il faut leur faire connaître d'abord des saveurs non sucrées.

Les légumes contiennent les vitamines A, C, E, K et des sels minéraux, essentiels à la croissance d'un bébé. Différents légumes fournissent différents nutriments: par exemple, les légumes verts contiennent de la vitamine C et les jaunes de la vitamine A. C'est pourquoi la variété est importante par la suite. Mais quand l'enfant commence à manger des solides au début, il vaut mieux commencer avec les légumes racines (surtout les carottes), qui sont sucrés naturellement.

De nombreux légumes (ex.: brocoli) ont un goût assez fort. Quand votre tout-petit est habitué aux légumes, vous pouvez en ajouter aux pommes de terre pour qu'il les accepte mieux. Les jeunes bébés aiment les aliments assez fades.

## *Les textures*

Au début du sevrage, les céréales de riz et les purées de fruits ou de légumes doivent être assez fluides. Vous devez bien cuire la plupart des légumes pour les rendre mous et faciles à réduire en purée. Vous devrez probablement ajouter du liquide pour éclaircir les purées afin que votre bébé puisse bien les avaler: utilisez du lait maternel ou maternisé, du jus de fruits ou de l'eau bouillie.

À mesure que votre bébé s'habitue à consommer des aliments «solides», vous pouvez diminuer la quantité de liquide ajoutée; cela le stimulera à mastiquer un peu. Ce processus doit être naturel, et il voudra peut-être mâcher au moment où les dents commencent à apparaître (habituellement entre six et douze mois). Si nécessaire, vous pouvez aussi épaissir les purées avec des céréales de riz ou des biscottes émiettées. Quand votre bébé sera plus vieux et habitué aux solides (vers six mois), vous pourrez lui donner des fruits crus et des légumes moins cuits (pour préserver la vitamine C). Un peu plus tard, vous pourrez aussi écraser ou hacher fin les aliments.

Vous devez peler, enlever le cœur ou épépiner les fruits avant de les cuire, de les écraser ou de les passer à la moulinette. Pour les légumes contenant des fibres ou des graines, vous devez les filtrer à la passoire ou à la moulinette pour obtenir une texture homogène. À cet âge, les bébés ne peuvent pas digérer le tégument des légumineuses.

## *Les portions*

Au début, votre bébé ne mangera pas plus de 1 à 2 c. à thé de céréales de riz et de purée de fruits ou de légumes. Il vous faut 1 portion par repas (dans cette section, cela égale un cube d'un bac à glaçons), ce qui équivaut à 1 c. à soupe, mais il y aura de la perte!

À six mois, votre bébé mangera probablement 1 à 2 c. à soupe d'aliments solides à chaque repas, et il faudra 2 cubes de nourriture.

## *Les boissons*

L'eau (voir page 13) est la meilleure boisson pour votre bébé. Donnez-lui aussi des jus d'agrumes (oranges surtout) frais pressés, très nutritifs et contenant de la vitamine C, que vous diluerez à quantités égales avec de l'eau bouillie refroidie (ne faites pas bouillir ces jus, car ils perdraient leurs vitamines). Le jus de pomme contient moins de vitamine C, mais est aussi une bonne boisson. Si votre petit ne supporte pas les jus d'agrumes, offrez-lui du jus de cassis ou de cynorhodon.

Quand vous achetez des jus de fruits préparés pour bébés, prenez ceux non additionnés de sucre et diluez selon le mode d'emploi.

Une centrifugeuse est très utile pour préparer les jus de votre bébé. Vous pouvez ainsi convertir de nombreux fruits et légumes en boissons nutritives.

### CONSEILS POUR L'INTRODUCTION DES ALIMENTS SOLIDES

1 Au début, préparez des céréales et des purées assez fluides avec du lait maternel ou maternisé, du jus de fruits non sucré ou de l'eau de cuisson.

2 Installez votre bébé dans une position confortable pour le nourrir et détendez-vous. Protégez-vous aussi tous les deux contre les dégâts.

3 Choisissez un moment de la journée où votre bébé n'est pas très affamé et donnez-lui d'abord un peu de lait pour calmer sa faim; ainsi, il acceptera mieux cette nouvelle façon de se nourrir.

4 Les bébés sont incapables de lécher les aliments de la cuiller avec leur langue. Utilisez une petite cuiller de plastique *peu profonde* où il pourra prendre un peu de nourriture avec ses lèvres (vous pouvez acheter une cuiller de sevrage).

5 Commencez par ne donner qu'un repas d'aliments solides par jour, 1 à 2 c. à thé au début. Le meilleur moment, à mon avis, est le midi.

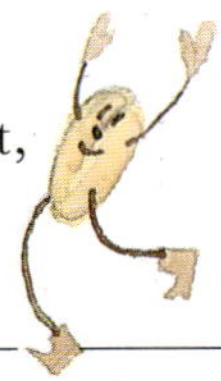

# *FRUITS ET LÉGUMES*

DE QUATRE À CINQ MOIS

## Pomme

Choisissez des pommes d'une variété sucrée. Pelez, coupez en deux, enlevez le cœur et tranchez. Mettez dans une casserole à fond épais avec assez d'eau pour couvrir (ou utilisez l'étuveuse) et cuisez environ dix minutes à feu doux, pour attendrir. Réduisez en purée.

## Pommes cannelle

Faites mijoter environ dix minutes 2 pommes dans du jus de pomme avec un bâtonnet de cannelle. Enlevez la cannelle avant de réduire en purée.

DONNE 5 PORTIONS

## Poire

Pelez et coupez en deux 2 poires, puis enlevez le cœur et coupez en dés. Couvrez d'un peu d'eau (ou utilisez l'étuveuse) et cuisez environ 8 minutes à feu doux, pour attendrir. Réduisez en purée.

À partir de six mois, inutile de cuire les poires avant d'en faire une purée si elles sont mûres.

DONNE 5 PORTIONS

## Banane

C'est le premier fruit cru qu'on devrait donner à un bébé. Utilisez un morceau de 4 cm (1 1/2 po) d'une banane très mûre. Écrasez bien à la fourchette et ajoutez un peu d'eau ou de lait pour bébés si la purée est trop épaisse et collante.

Si la banane n'est pas assez mûre, enlevez la peau et chauffez au four ou au micro-ondes 1 ou 2 minutes pour la faire mûrir.

Ne congelez pas les bananes.

DONNE 1 PORTION

## Papaye

C'est un excellent fruit pour un jeune bébé. Elle a un bon goût sucré pas trop prononcé et se réduit facilement en purée homogène.

Coupez une papaye moyenne en deux, épépinez, puis retirez la pulpe. Cuisez celle-ci à la vapeur 3 à 5 minutes, puis réduisez en purée.

Après six mois, votre enfant peut manger la papaye crue.

DONNE 4 PORTIONS

## Crème aux fruits

Pour rendre la purée de fruits plus agréable pour votre tout-petit, ajoutez-y des céréales de riz et du lait pour bébés ou des biscottes émiettées. Dans les mois suivants, quand il essaiera des fruits exotiques comme la mangue ou le kiwi, cette méthode de «dilution» de la purée les rendra moins acides.

Pelez les fruits, enlevez le cœur et cuisez à l'eau ou à la vapeur, puis réduisez en purée. Pour 4 portions de purée, incorporez 1 c. à soupe de céréales de riz (ou 1/2 biscotte émiettée) et 2 c. à soupe de lait pour bébés.

DONNE 3 PORTIONS DE PLUS

## Purée aux trois fruits

C'est une combinaison délicieuse de trois des premiers fruits que peut manger votre bébé.

Mélangez 1 c. à dessert chacune de purée de poires et de purée de pommes avec 1/2 banane écrasée. Plus tard (après six mois), utilisez 1/2 poire mûre pelée et coupée en dés. Passez poire et banane à la moulinette pour réduire en purée homogène, puis ajoutez la purée de pommes cuites.

DONNE 4 PORTIONS

## Carotte

Utilisez si possible de petites carottes minces, qui sont plus sucrées.

Pelez et tranchez 2 carottes moyennes. Cuisez à la vapeur 15 minutes ou dans 175 ml (6 oz) d'eau bouillante 10 minutes. Réduisez en purée jusqu'à la consistance désirée avec un robot de cuisine, un mélangeur ou une moulinette. Ajoutez de l'eau bouillie refroidie, 1 c. à thé à la fois, aux légumes cuits à la vapeur pour obtenir une purée homogène. Égouttez les légumes bouillis en réservant l'eau de cuisson, puis ajoutez-en à la purée pour obtenir la consistance désirée. (Éventuellement, à mesure que votre bébé grandira, vous n'aurez plus à ajouter d'eau.)

Le temps de cuisson est plus long pour les jeunes nourrissons. Quand votre tout-petit peut mastiquer, écourtez la cuisson pour préserver la vitamine C et obtenir des légumes plus croquants.

DONNE 4 PORTIONS

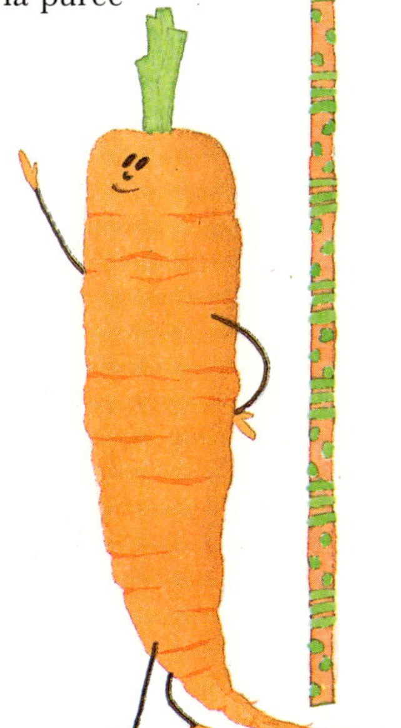

## Rutabaga, navet et panais

Utilisez 1/2 rutabaga ou 100 g (4 oz) de navet ou de panais. Pelez, lavez et coupez en dés. Couvrez de 175 ml (6 oz) d'eau bouillante et faites mijoter, avec un couvercle, pour attendrir (env. 20 min.). Égouttez, en réservant l'eau de cuisson, et écrasez bien à la fourchette.

DONNE 4 PORTIONS

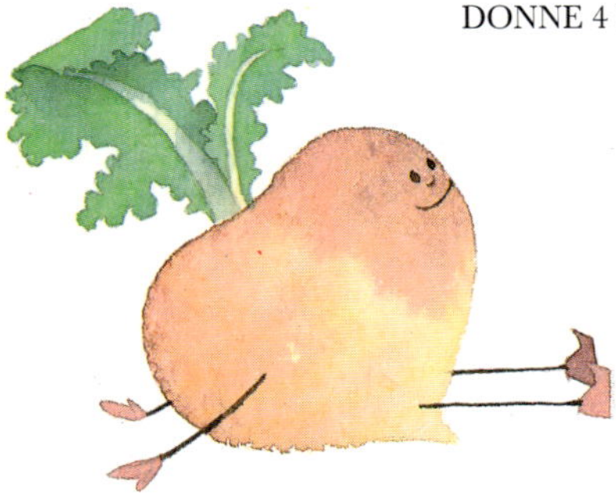

## Courge butternut

Elle a la même forme que l'avocat. Sa peau assez dure est de couleur pêche et sa pulpe orange. Son goût est délicieusement sucré.

Pelez et coupez en deux une petite courge d'environ 100 g (4 oz). Épépinez et coupez en dés de 2,5 cm (1 po). Cuisez à la vapeur pour attendrir (env. 8 min.). Au mélangeur, réduisez en purée jusqu'à la consistance désirée.

DONNE 4 PORTIONS

## Haricots verts

Lavez, équeutez et enlevez les fils de 100 g (4 oz) de haricots, puis coupez en minces tranches diagonales. Cuisez à la vapeur pour attendrir (env. 8-10 min.), puis réduisez en purée au mélangeur. Ajoutez un peu d'eau de cuisson ou de lait pour bébés afin d'obtenir une consistance homogène. Utilisez n'importe quelle sorte de haricots, mais les jeunes sont plus tendres.

DONNE 4 PORTIONS

## Brocoli et chou-fleur

Utilisez 100 g (4 oz) de l'un ou de l'autre. Lavez bien, coupez en petites fleurettes et plongez dans 150 ml (5 oz) d'eau bouillante. Faites mijoter, avec un couvercle, pour attendrir (10 à 15 min.). Égouttez, en réservant l'eau de cuisson. Passez à la moulinette et ajoutez un peu d'eau ou de lait pour bébés jusqu'à la consistance désirée.

Ou cuisez les fleurettes à la vapeur pour préserver le goût et les nutriments. Quand votre bébé a des dents et peut mâcher, ne cuisez que 8 à 10 minutes. Ajoutez aussi du liquide pour obtenir une purée homogène.

DONNE 4 PORTIONS

## Courgette

Lavez 2 courgettes moyennes, coupez les bouts et tranchez (inutile d'enlever la peau.) Cuisez à la vapeur pour attendrir (10 à 15 min.), puis passez à la moulinette ou écrasez à la fourchette. N'ajoutez pas de liquide.

DONNE 8 PORTIONS

## Pomme de terre

Lavez bien 100 g (4 oz) de pommes de terre et enlevez-en les taches, puis plongez dans 120 ml (4 oz) d'eau bouillante et faites mijoter pour attendrir (20 à 30 min.). Égouttez, pelez et réduisez en purée. Ajoutez assez de lait pour bébés pour obtenir la consistance désirée.

Ou encore, cuisez au four à 200 °C (400 °F) 1 heure environ. Retirez la pulpe et réduisez en purée, avec un peu de lait pour bébés. Plus tard, vous garderez la peau cuite que les tout-petits peuvent mâchouiller quand ils font leurs dents.

Épargnez temps et énergie en cuisant ces légumes en même temps que le repas familial ou en préparant plusieurs portions. Sinon, cuisez-les au micro-ondes.

DONNE 5 PORTIONS

## Purée de crème de carottes

En ajoutant des céréales de riz et du lait pour bébés, on obtient une purée crémeuse. Faites une purée avec 75 g (3 oz) de carottes (voir p. 25). Mélangez 2-3 c. à thé de céréales de riz avec 175 ml (6 oz) de lait pour bébés tiède. Variez la quantité de céréales selon la consistance désirée. Incorporez à la purée de carottes. Ou, pour obtenir aussi une purée crémeuse, ajoutez 1/2 biscotte amollie dans le lait pour bébés avant de l'incorporer à la purée de légumes.

DONNE 12 PORTIONS

## Pomme de terre, courgette et haricots verts

Pour faire aimer les légumes verts à votre bébé, combinez-les avec une pomme de terre. Pelez et hachez celle-ci, puis cuisez 35 minutes dans l'eau sous une étuveuse, pour attendrir. Dans l'étuveuse, cuisez 25 g (1 oz) de haricots verts en dés et 1 courgette tranchée 10 minutes. Égouttez, puis passez les légumes à la moulinette.

DONNE 7 PORTIONS

### Trio au brocoli

Votre bébé aimera cette combinaison de légumes. Faites bouillir une pomme de terre moyenne 35 minutes sous une étuveuse. Puis cuisez à la vapeur 50 g (2 oz) chacun de brocoli et de chou-fleur 10 minutes. Quand tous les légumes sont bien tendres, réduisez en purée au mélangeur avec 1 c. à dessert de lait pour bébés.

DONNE 14 PORTIONS

### Purée de carottes et chou-fleur

Les légumes combinés sont plus intéressants pour votre bébé quand il est déjà habitué à leur goût individuel. Cuisez pour attendrir 50 g (2 oz) de carottes pelées dans l'eau bouillante (20 min.). Après 10 minutes, ajoutez 175 g (6 oz) de fleurettes de chou-fleur. Égouttez et passez à la moulinette pour réduire en purée. Incorporez 2 c. à soupe de lait pour bébés.

DONNE 8 PORTIONS

## *FRUITS ET LÉGUMES*

DE CINQ À SIX MOIS

### Pêche

Faites bouillir de l'eau dans une casserole. Entaillez en croix la peau de 2 pêches et plongez dans l'eau bouillante (1 min.), puis dans l'eau froide. Pelez les pêches et jetez les noyaux. Cuisez à la vapeur pour attendrir (5 min.), puis réduisez en purée. Préparez les abricots de la même façon. Après six mois, votre bébé peut aussi les manger crus s'ils sont mûrs.

DONNE 4 PORTIONS

### Cantaloup

Ce fruit est riche en vitamines A et C. Coupez en deux, épépinez et retirez la pulpe. Cuisez celle-ci à la vapeur 3 à 5 minutes, puis réduisez en purée.

Vous pouvez aussi utiliser d'autres variétés de melons, s'ils sont mûrs. Après six mois, votre bébé peut les manger crus lorsqu'ils sont bien mûrs.

DONNE 12-16 PORTIONS

## Prune

Pelez 2 grosses prunes de la même façon que les pêches. Coupez en dés et faites bouillir dans juste assez d'eau pour couvrir. Laissez mijoter 5 minutes pour attendrir (ou cuisez à la vapeur 6 minutes). Si le goût est sur, ajoutez un peu de sucre. Réduisez en purée en ajoutant assez d'eau de cuisson pour obtenir la consistance désirée. À partir de six mois, votre bébé peut manger les prunes crues.

DONNE 4 PORTIONS

## Abricot et poire

Les abricots sont riches en vitamines A et C. Préparez cette délicieuse combinaison de fruits quand ils sont en saison. Coupez en deux 5 abricots frais mûrs et dénoyautez. Pelez 2 poires mûres, enlevez le cœur et tranchez. Cuisez les fruits à la vapeur 6 à 8 minutes, pour attendrir. Quand ils sont refroidis, pelez les abricots. Réduisez en purée abricots et poires à la moulinette ou au mélangeur.

DONNE 12 PORTIONS

## Pruneaux et abricots secs

Utilisez 100 g (4 oz) de fruits secs. Trempez les pruneaux une nuit dans de l'eau froide. Lavez bien les abricots. Couvrez les fruits d'eau froide fraîche, portez à ébullition et cuisez pour attendrir (environ 10 min.). Égouttez, dénoyautez et passez à la moulinette pour enlever la peau dure, puis ajoutez un peu d'eau de cuisson pour obtenir une purée homogène.

DONNE 4 PORTIONS

## Compote de pommes et raisins secs

Chauffez 3 c. à soupe de jus d'orange frais dans une casserole. Ajoutez 2 pommes pelées, sans cœur et tranchées, et 15 g (1/2 oz) de raisins secs lavés. Cuisez à feu doux 10 minutes, pour attendrir, en ajoutant un peu d'eau au besoin. Réduisez en purée à la moulinette pour enlever la peau et les graines.

Il faut toujours passer les fruits secs à la moulinette avant de les donner à votre bébé.

DONNE 8 PORTIONS

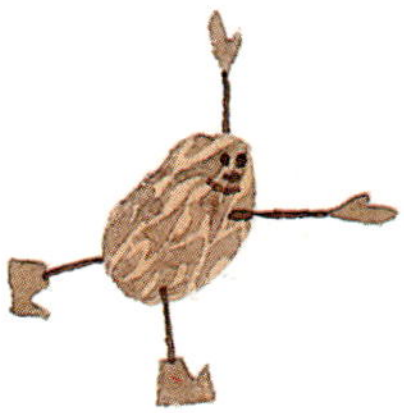

## Petits pois

Couvrez d'eau 100 g (4 oz) de petits pois écossés, portez à ébullition et cuisez, avec un couvercle, pour attendrir (env. 10 min.). Égouttez, en réservant l'eau de cuisson. Passez à la moulinette ou à la passoire et ajoutez un peu d'eau de cuisson jusqu'à la consistance désirée.

DONNE 4 PORTIONS

## Tomate

Plongez 2 tomates 30 secondes dans l'eau bouillante, puis mettez dans l'eau froide. Pelez et épépinez, puis cuisez à feu doux dans une poêle à fond épais (env. 2 min.). Passez à la moulinette ou à la passoire pour réduire en purée.

DONNE 2-3 PORTIONS

## Épinards

Lavez à fond 100 g (4 oz) de feuilles d'épinard et enlevez les grosses tiges. Couvrez d'eau bouillante et cuisez environ 10 minutes avec un couvercle, pour attendrir. Égouttez bien et passez à la moulinette pour réduire en purée.

DONNE 2 PORTIONS

## Céleri

Lavez bien 100 g (4 oz) de céleri, coupez les bouts, enlevez les fils et coupez en dés. Couvrez d'eau bouillante et cuisez environ 15 minutes, pour attendrir. Égouttez et passez à la moulinette.

Vous pouvez cuire de cette façon le chou en lanières, mais seulement 10 minutes.

DONNE 4 PORTIONS

## Poivron rouge

Lavez un poivron moyen, enlevez le cœur, épépinez et coupez en dés. Couvrez d'eau bouillante et cuisez 5 minutes avec un couvercle. Égouttez et passez à la moulinette pour enlever la peau.

DONNE 2-3 PORTIONS

## Avocat

Choisissez un avocat bien mûr, coupez en deux et dénoyautez. Écrasez la moitié de la pulpe à la fourchette en purée homogène (sans morceaux). Servez tout de suite, sinon il brunira.

Ne congelez pas les avocats.

DONNE 1 PORTION

# Kiwi et banane

Les kiwis sont excellents pour votre bébé, car ils contiennent plus de vitamine C que les oranges! Choisissez-les bien mûrs, sinon ils peuvent être surs.

DONNE 1 PORTION

*1/4 kiwi mûr, pelé*

*1/4 banane mûre, sans peau*

Réduisez le kiwi en purée et passez à travers une passoire fine pour enlever les graines noires. Réduisez la banane en purée et mélangez au kiwi. Servez tout de suite, ou la banane brunira.

# Pomme et banane avec jus d'orange

Ceci est une variation intéressante des purées de pommes ou de bananes. On peut y ajouter du miel, au goût. À partir de six mois, votre bébé pourra déguster cette recette avec une pomme crue râpée (plutôt que cuite).

DONNE 1 PORTION

*1/4 pomme, pelée, sans cœur et hachée*
*1/2 c. à thé de jus d'orange*

*1/4 banane, sans peau et hachée*
*1/4 c. à thé de miel (facultatif)*

Cuisez la pomme à la vapeur environ 10 minutes, pour attendrir, puis réduisez en purée ou écrasez avec banane, jus d'orange et miel. Servez dès que possible.

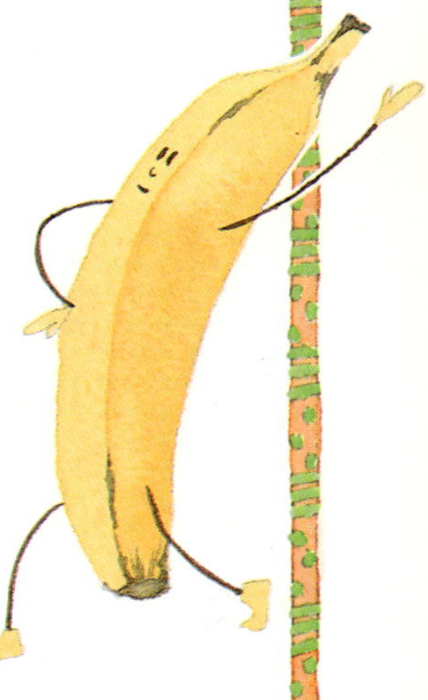

# Pêches, pommes et poires

Voilà une bonne purée à préparer quand les pêches sont en saison. S'il n'y en a pas, c'est tout aussi délicieux avec seulement des pommes et des poires.

DONNE 14 PORTIONS

*2 pommes, pelées, sans cœur et hachées*
*1 cm (1/2 po) de gousse de vanille (facultatif)*
*2 pêches mûres, pelées, dénoyautées et hachées*
*2 poires mûres, pelées, sans cœur et hachées*

Mettez les pommes dans une casserole avec 50 ml (2 oz) d'eau et la vanille. Faites mijoter 5 minutes. Ajoutez pêches et poires, puis cuisez encore 5 minutes. Retirez la vanille et réduisez en purée.

| ☺ | | ☹ | |
|---|---|---|---|

# Compote de fruits secs

Les fruits frais et secs sont délicieux ensemble. Plus tard, ajoutez-y un peu de yogourt ou de fromage frais.

DONNE 18 PORTIONS

*50 g (2 oz) chacun de pruneaux, pêches et abricots secs*
*1 pomme et 1 poire fraîches (ou 1 pomme et 3 abricots frais), pelées, sans cœur (ou sans noyau) et hachées*

Mettez les fruits secs dans une casserole, couvrez avec beaucoup d'eau bouillante et faites mijoter 25 minutes, pour attendrir. Ajoutez pomme et poire (ou abricots), et laissez mijoter encore 10 à 15 minutes, en ajoutant de l'eau au besoin. Réduisez en purée à la moulinette.

| ☺ | | ☹ | |
|---|---|---|---|

# Bouillon de légumes

Le bouillon de légumes constitue la base de plusieurs recettes. Il vaut vraiment la peine de préparer votre bouillon maison, exempt de sel et d'additifs. Congelez la partie inutilisée.

DONNE ENVIRON 900 ML (4 T.)

*1/2 oignon, pelé*
*1 carotte, grattée*
*1 tige de céleri*
*175 g (6 oz) de légumes racines variés (rutabaga, navet, panais, etc.), pelés*

*1 bouquet garni*
*1 brin de persil frais*
*1 feuille de laurier*
*quelques grains de poivre noir*

Hachez tous les légumes, mettez dans une casserole et couvrez d'eau. Ajoutez poivre et fines herbes, portez à ébullition et laissez mijoter 1 heure. Filtrez le bouillon à la passoire et jetez les légumes.

| ☺ | | ☹ | |
|---|---|---|---|

# Purée de courgette et banane

Cela peut sembler une combinaison étrange, mais ces deux aliments se complètent très bien.

DONNE 2 PORTIONS

*1 petite courgette, lavée et tranchée*

*1/2 petite banane, sans peau et tranchée*

Cuisez la courgette à la vapeur 8 minutes, puis réduisez en purée à la moulinette avec la banane.

| ☺ | | ☹ | |
|---|---|---|---|

# Céréales de riz et légumes

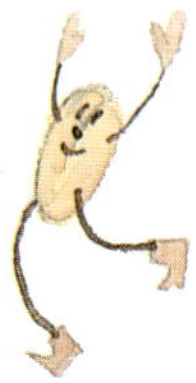

Parfois, la purée de légumes est trop fluide, surtout si elle est faite avec des légumes contenant beaucoup d'eau. Utilisez alors des céréales pour bébés, qui sont un bon épaississant.

DONNE 16 PORTIONS

*1/4 petit oignon, pelé*
*2 courgettes, sans bouts*
*50 g (2 oz) de brocoli, coupé en fleurettes*
*2 carottes moyennes, pelées*
*25 g (1 oz) de chou vert, en lanières*
*25 g (1 oz) de petits pois frais*
*bouillon de légumes (voir p. 33)*
*3 c. à soupe de céréales de riz*

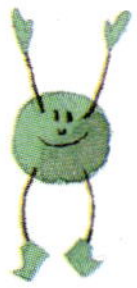

Hachez tous les légumes, mettez dans une casserole et couvrez à peine de bouillon. Portez à ébullition et faites mijoter 30 minutes, pour attendrir. Ajoutez les céréales et cuisez 2 minutes à feu doux, en remuant. Réduisez en purée au mélangeur jusqu'à la consistance désirée.

# Jardinière de légumes

Voici une bonne combinaison de légumes frais. Ne cuisez pas trop longtemps les légumes à la vapeur, car ils deviendraient trop mous et perdraient leur vitamine C.

DONNE 10 PORTIONS

*50 g (2 oz) de haricots verts, sans bouts*
*50 g (2 oz) de chou-fleur, coupé en fleurettes*
*50 g (2 oz) de courgettes, tranchées*
*1 tomate moyenne, pelée, épépinée et hachée*

Cuisez à la vapeur 6 à 7 minutes haricots, chou-fleur et courgettes. Ajoutez la tomate dans l'étuveuse et cuisez, pour attendrir tous les légumes (encore 4 min.). Réduisez en purée et passez à la passoire ou à la moulinette.

# Purée de courgette, cresson et pomme de terre

Le cresson de fontaine est riche en calcium et en fer, et il se mélange bien pour donner une purée verte délicieuse. Ajoutez un peu de lait si votre bébé le préfère ainsi.

DONNE 12 PORTIONS

*1 poignée de cresson de fontaine*
*1 grosse pomme de terre, pelée et hachée*
*350 ml (12 oz) de bouillon de légumes (voir p. 33)*
*1 c. à dessert de persil haché*
*75 g (3 oz) de courgettes, lavées et tranchées*
*lait pour bébés (facultatif)*

Détachez les feuilles du cresson et hachez (jetez les tiges ou utilisez-les pour faire du bouillon de légumes). Plongez cresson et pomme de terre dans le bouillon, portez à ébullition et faites mijoter 10 minutes. Ajoutez persil et courgette et cuisez encore 10 minutes. Réduisez en purée à la moulinette et ajoutez un peu de lait, si désiré.

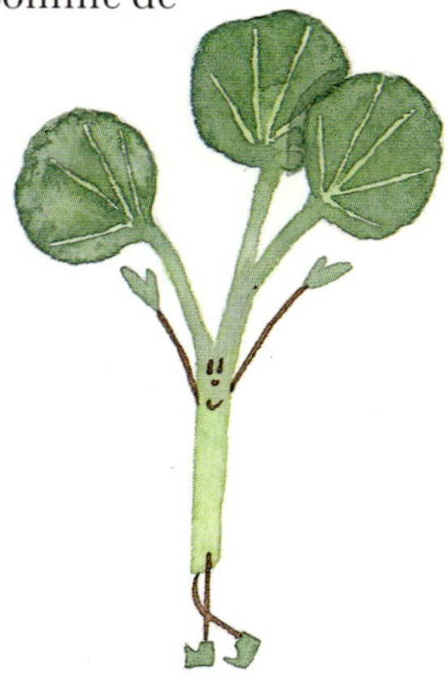

# Avocat et papaye

Une recette de purée délicieuse, très facile à préparer.

DONNE 1 PORTION

*1/4 petit avocat mûr*

*1/4 petite papaye mûre*

Retirez la pulpe de l'avocat et de la papaye et écrasez ensemble pour obtenir une purée homogène. Servez sur-le-champ, ou l'avocat brunira.

# Patate douce à la cannelle

L'ajout de cannelle à la patate douce la rend encore plus attirante pour les bébés.

DONNE 7 PORTIONS

*1 patate douce, pelée et coupée en morceaux*

*1 c. à soupe de lait pour bébés*
*1/4 c. à thé de cannelle moulue*

Couvrez la patate d'eau, portez à ébullition et faites mijoter environ 30 minutes, pour attendrir. Égouttez, ajoutez lait et cannelle, puis réduisez en purée.

# Quatuor au poireau

Souvent négligé, le poireau a un goût merveilleux et se combine bien à différents légumes dans des purées délicieuses.

DONNE 13 PORTIONS

*1 pomme de terre moyenne, pelée et hachée*
*50 g (2 oz) de poireau, haché*
*1 grosse tomate, pelée, épépinée et hachée*
*1 petite carotte, pelée et hachée*
*250 ml (1 t.) de bouillon de légumes (voir p. 33)*
*1 c. à soupe de persil haché*

Faites mijoter tous les légumes dans le bouillon environ 20 minutes. Ajoutez le persil, puis passez à la moulinette.

| ☺ | | ☹ | |
|---|---|---|---|

# Courge butternut au four

Cette courge est délicieuse, cuite simplement au four avec du jus d'orange. Ou vous pouvez la farcir de légumes tel qu'indiqué ci-dessous.

DONNE 6 PORTIONS

*1 petite courge butternut*
*1 c. à thé de sucre roux*
*1 c. à soupe de jus d'orange*
*15 g (1/2 oz) de margarine*
*1 petite courgette, en dés*
*1 tomate, pelée, épépinée et en dés*

Préchauffez le four à 180 °C (350 °F). Coupez la courge en deux sur la longueur et enlevez les graines. Mélangez ensemble le reste des ingrédients et garnissez-en les deux cavités. Couvrez les deux moitiés d'une feuille d'aluminium et mettez au four 1 1/2 heure. Retirez la pulpe de la courge, puis réduisez en purée avec la garniture de légumes.

| ☺ | | ☹ | |
|---|---|---|---|

## MENU DE QUATRE À CINQ MOIS

| *Semaine 1* | *Matin* | *Sieste* | *Midi* | *Sieste* | *Soir* | *Coucher* |
|---|---|---|---|---|---|---|
| *Jours 1-7* | Sein/biberon | Sein/biberon | Sein/biberon<br>Céréales de riz pour bébés | Sein/biberon | Jus de fruits dilué | Sein/biberon |
| *Semaine 2* | | | | | | |
| *Jour 1* | Sein/biberon<br>Céréales de riz pour bébés | Sein/biberon | Sein/biberon | Sein/biberon | Jus de fruits dilué<br>Carotte | Sein/biberon |
| *Jour 2* | Sein/biberon<br>Céréales de riz pour bébés | Sein/biberon | Sein/biberon | Sein/biberon | Jus de fruits dilué<br>Carotte | Sein/biberon |
| *Jour 3* | Sein/biberon<br>Céréales de riz pour bébés<br>Pomme | Sein/biberon | Sein/biberon | Sein/biberon | Jus de fruits dilué<br>Carotte | Sein/biberon |
| *Jour 4* | Sein/biberon<br>Pomme | Sein/biberon | Sein/biberon | Sein/biberon | Jus de fruits dilué<br>Rutabaga | Sein/biberon |
| *Jour 5* | Sein/biberon<br>Pomme | Sein/biberon | Sein/biberon | Sein/biberon | Jus de fruits dilué<br>Rutabaga | Sein/biberon |
| *Jour 6* | Sein/biberon<br>Céréales de riz pour bébés<br>Poire | Sein/biberon | Sein/biberon | Sein/biberon | Jus de fruits dilué<br>Pomme de terre | Sein/biberon |
| *Jour 7* | Sein/biberon<br>Poire | Sein/biberon | Sein/biberon | Sein/biberon | Jus de fruits dilué<br>Pomme de terre | Sein/biberon |

Le jus de fruits doit être dilué avec au moins la même quantité d'eau bouillie refroidie.

# MENU DE QUATRE À CINQ MOIS

| *Semaine 3* | *Matin* | *Sieste* | *Midi* | *Sieste* | *Soir* | *Coucher* |
|---|---|---|---|---|---|---|
| *Jour 1* | Sein/biberon<br>Banane écrasée | Sein/biberon | Sein/biberon | Sein/biberon | Jus de fruits dilué<br>ou tisane<br>Pomme de terre<br>et haricots verts | Sein/biberon |
| *Jour 2* | Sein/biberon<br>Banane écrasée | Sein/biberon | Sein/biberon | Sein/biberon | Jus de fruits dilué<br>ou tisane<br>Pomme de terre<br>et haricots verts | Sein/biberon |
| *Jour 3* | Sein/biberon<br>Crème aux fruits | Sein/biberon | Sein/biberon | Sein/biberon | Jus de fruits dilué<br>Courge butternut | Sein/biberon |
| *Jour 4* | Sein/biberon<br>Crème aux fruits | Sein/biberon | Sein/biberon | Sein/biberon | Jus de fruits dilué<br>Courge butternut | Sein/biberon |
| *Jour 5* | Sein/biberon<br>Banane écrasée<br>Papaye | Sein/biberon | Sein/biberon | Sein/biberon | Haricots verts<br>Céréales de riz<br>pour bébés | Sein/biberon |
| *Jour 6* | Sein/biberon<br>Poire | Sein/biberon | Sein/biberon | Sein/biberon | Haricots verts<br>Céréales de riz<br>pour bébés | Sein/biberon |
| *Jour 7* | Sein/biberon<br>Poire | Sein/biberon | Sein/biberon | Sein/biberon | Purée de carotte<br>et chou-fleur | Sein/biberon |

Le jus de fruits doit être dilué avec au moins la même quantité d'eau bouillie refroidie.

# MENU DE QUATRE À CINQ MOIS

| *Semaine 4* | *Matin* | *Sieste* | *Midi* | *Sieste* | *Soir* | *Coucher* |
|---|---|---|---|---|---|---|
| *Jour 1* | Sein/biberon<br>Crème aux fruits | Sein/biberon | Sein/biberon | Sein/biberon | Jus de fruits dilué<br>Purée de crème de carottes | Sein/biberon |
| *Jour 2* | Sein/biberon<br>Crème aux fruits | Sein/biberon | Sein/biberon | Sein/biberon | Jus de fruits dilué<br>Purée de crème de carottes | Sein/biberon |
| *Jour 3* | Sein/biberon<br>Purée aux trois fruits | Sein/biberon | Sein/biberon | Sein/biberon | Jus de fruits dilué<br>Pomme de terre, courgette et haricots verts | Sein/biberon |
| *Jour 4* | Sein/biberon<br>Purée aux trois fruits | Sein/biberon | Sein/biberon | Sein/biberon | Jus de fruits dilué<br>Pomme de terre, courgette et haricots verts | Sein/biberon |
| *Jour 5* | Sein/biberon<br>Banane écrasée | Sein/biberon | Sein/biberon | Sein/biberon | Jus de fruits dilué<br>Trio au brocoli | Sein/biberon |
| *Jour 6* | Sein/biberon<br>Pommes cannelle | Sein/biberon | Sein/biberon | Sein/biberon | Jus de fruits dilué<br>Trio au brocoli | Sein/biberon |
| *Jour 7* | Sein/biberon<br>Pommes cannelle | Sein/biberon | Sein/biberon | Sein/biberon | Jus de fruits dilué<br>Rutabaga | Sein/biberon |

Le jus de fruits doit être dilué avec au moins la même quantité d'eau bouillie refroidie.

# MENU DE CINQ À SIX MOIS

| | *Matin* | *Sieste* | *Midi* | *Sieste* | *Soir* | *Coucher* |
|---|---|---|---|---|---|---|
| *Jour 1* | Lait<br>Céréales pour bébés, purée de fruits mélangés et lait | Lait | Quatuor au poireau<br>Jus | Lait | Banane écrasée<br>Biscotte<br>Eau ou jus | Lait |
| *Jour 2* | Lait<br>Biscotte<br>Compote de pommes et raisins secs | Lait | Avocat<br>Jus | Lait | Compote aux fruits secs<br>Eau ou jus | Lait |
| *Jour 3* | Lait<br>Céréales pour bébés<br>Pêche ou poire | Lait | Patate douce à la cannelle<br>Jus | Lait | Crème de fruits<br>Eau ou jus | Lait |
| *Jour 4* | Lait<br>Abricot sec<br>Yogourt | Lait | Céréales pour bébés et légumes<br>Jus | Lait | Papaye<br>Biscotte<br>Eau ou jus | Lait |
| *Jour 5* | Lait<br>Céréales pour bébés<br>Papaye | Lait | Courge butternut au four<br>Banane écrasée<br>Jus | Lait | Avocat et papaye<br>Galette de riz<br>Eau ou jus | Lait |
| *Jour 6* | Lait<br>Céréales pour bébés<br>Pommes cannelle | Lait | Pomme de terre, courgette et haricots verts<br>Jus | Lait | Purée aux trois fruits<br>Biscotte<br>Eau ou jus | Lait |
| *Jour 7* | Lait<br>Compote de fruits secs<br>Yogourt | Lait | Purée de courgette, cresson et pomme de terre<br>Jus | Lait | Banane écrasée<br>Galette de riz<br>Eau ou jus | Lait |

Le jus de fruits doit être dilué avec au moins la même quantité d'eau bouillie refroidie.

CHAPITRE TROIS

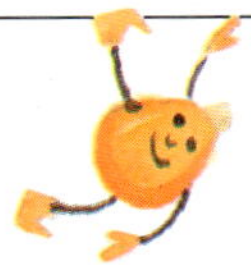

# DE SIX À NEUF MOIS

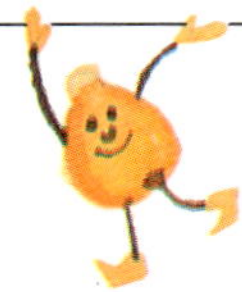

Entre six et neuf mois, votre bébé connaît une période de développement rapide. Un nourrisson doit être soutenu pendant qu'il mange et la plupart du temps, il n'a pas de dents. Mais à neuf mois, il peut habituellement s'asseoir dans une chaise haute pour ses repas et il a déjà quelques dents. Déjà, à huit mois, il peut tenir des aliments et aime bien manger avec ses doigts des légumes crus ou cuits, des pâtes et des fruits crus. (Référez-vous aux pages 72 à 78 pour ceux qu'il peut consommer.) Mâchouiller un morceau de pomme soulagera ses gencives endolories, mais ne le laissez *jamais* sans surveillance quand il mange. Les bébés ont l'habitude de mâcher beaucoup de nourriture, qu'ils emmagasinent dans leur bouche sans avaler, et ils peuvent s'étouffer facilement. Un bon conseil: donnez-lui des anneaux de pommes sèches à sucer. C'est idéal pour lui: il peut bien les agripper, leur goût est délicieux et il est difficile de les briser en morceaux en mâchant.

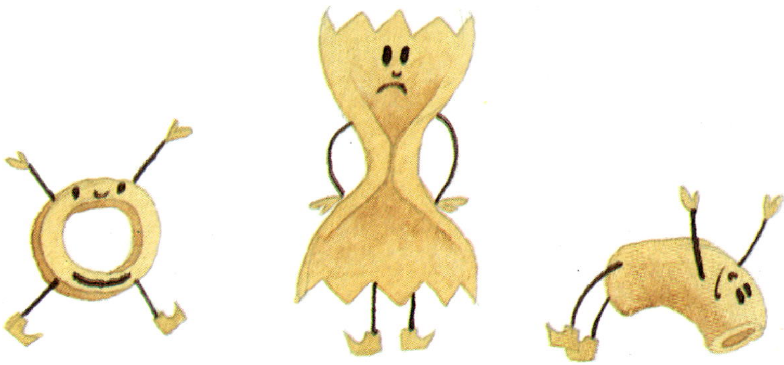

## *Moins de lait, plus d'appétit*

Quand votre bébé a six mois, vous pouvez commencer à lui donner moins de biberons de lait pour qu'il mange plus d'aliments solides. Toutefois, il devrait encore consommer 600 ml (2 1/2 t.) de produits laitiers par jour. En remplacement du lait, offrez-lui de l'eau ou des jus de fruits.

À huit ou neuf mois, quand votre tout-petit peut tenir assez bien ses jouets, il est probablement prêt à boire à la tasse. Utilisez d'abord une tasse avec un bec, puis enlevez le couvercle et voyez comment il se débrouille. Une tasse à la base plus lourde est très pratique, puisqu'il la renversera moins facilement.

Laissez l'appétit de votre nourrisson déterminer la quantité de nourriture qu'il mange et ne l'obligez jamais à consommer un aliment qu'il n'aime pas. Ne lui en offrez pas pendant un certain temps, puis essayez de nouveau un peu plus tard. Il l'aimera peut-être à son deuxième essai.

Il est normal pour un bébé de cet âge d'être assez gras. Dès qu'il commencera à se traîner et à marcher, il perdra son excès de poids.

## *Quels aliments choisir?*

Votre bébé peut maintenant manger des solides contenant des protéines: œufs, fromage, légumineuses, poulet et, après huit mois, poisson. Servez en petites quantités les aliments difficiles à digérer: épinards, lentilles, fromage, baies et agrumes. Ne vous inquiétez pas si les légumineuses, petits pois ou raisins passent tout droit dans son système digestif; les tout-petits ne peuvent pas digérer complètement les légumes à tégument et la peau des fruits avant l'âge de deux ans. Pour le pain, la farine, les pâtes et le riz, choisissez les variétés complètes (plutôt que raffinées), qui sont plus nutritives.

Quand votre bébé a plus de six mois et qu'il assimile bien le pain et les autres aliments contenant du gluten, vous pouvez lui donner des céréales ordinaires plutôt que celles pour bébés. Par exemple, la crème de blé, le gruau (porridge) instantané ou les Weetabix, qui sont moins chers et tout aussi nutritifs. Choisissez les céréales qui ne sont pas très raffinées et contiennent peu de sucre et de sel. Plusieurs parents achètent les céréales pour bébés parce qu'elles sont faciles à utiliser et qu'ils les croient plus nutritives (à cause de la longue liste de vitamines et de sels minéraux énumérés sur l'emballage). Mais les nourrissons qui ont une alimentation équilibrée consomment déjà assez de ces nutriments. De plus, les aliments commerciaux pour bébés subissent beaucoup de transformations; leur texture fine et leur saveur fade nuisent au développement des goûts de l'enfant.

Méfiez-vous aussi de certaines biscottes qui sont soi-disant «un aliment idéal pour votre bébé». Elles contiennent beaucoup de sucre, dont la quantité n'est pas toujours spécifiée. Donnez plutôt à votre tout-petit des rôties ou faites vos propres biscottes en suivant la recette de la page 76.

À partir de l'âge de huit mois, vous pouvez adapter pour votre bébé plusieurs de vos recettes préférées. Quand vous préparez un plat pour votre famille, mettez de côté une portion pour lui avant d'ajouter l'assaisonnement. Il pourra ainsi manger le même repas que les autres. Vous pouvez aussi utiliser les recettes du chapitre deux en modifiant la texture si possible et en augmentant les quantités.

À ce stade, vous pouvez inclure du lait de vache dans les plats que vous cuisez pour votre bébé. Mais il est encore trop tôt pour lui en donner au biberon ou à la tasse.

## FRUITS

Presque tous les bébés aiment les fruits. Dans les prochains mois, faites-en connaître le plus grand nombre possible à votre enfant. Préparez des salades de fruits frais en dés dans du jus d'orange. Vous découvrirez ainsi ceux qu'il préfère en voyant ce qu'il laisse dans son bol.

Les agrumes, baies, fruits secs ou exotiques (ex.: mangue) peuvent donner des maux de ventre à votre bébé; ne lui en donnez pas trop. Essayez d'enlever toute la peau blanche des agrumes pour les rendre plus faciles à digérer.

Les fruits frais font de bons goûters, bien meilleurs que les aliments manufacturés, pleins d'additifs et de sucre, qui favorisent la carie dentaire et déséquilibrent un régime alimentaire.

## LÉGUMES

Dès que votre bébé aura des dents, il aimera bien manger des légumes un peu plus fermes. Cuisez-les donc moins pour préserver la vitamine C et les garder plus croquants. Les fleurettes de chou-fleur et de brocoli, les carottes et les épis de maïs miniatures, par exemple, se mangent bien avec les doigts. Donnez-en à votre petit avec sa purée préférée comme trempette.

Il est préférable de ne pas peler certains légumes (ex.: pommes de terre nouvelles, courgettes) afin d'en conserver tous les nutriments. Essayez aussi des combinaisons fruit-légume: courge et pomme, épinards et poire, etc. Les bébés les aiment bien.

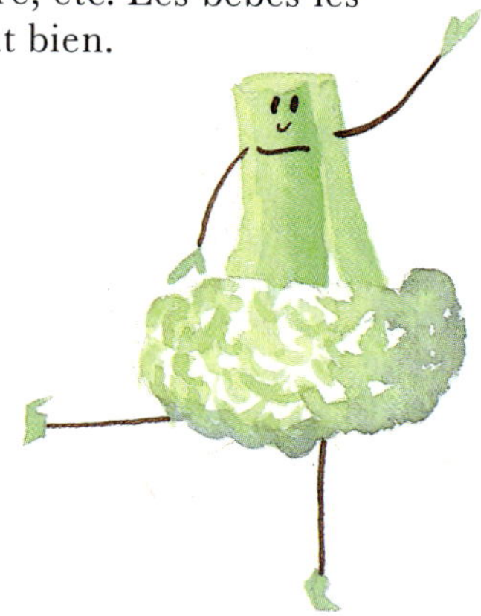

## POISSON

En grandissant, plusieurs enfants se mettent à détester le poisson. C'est bien dommage, car c'est un aliment très nutritif contenant peu de gras et beaucoup de protéines. Il est excellent pour les bébés: facile à mâcher et rapide à cuire.

Je pense que les tout-petits rejettent le poisson parce qu'ils le trouvent fade et ennuyant. Ajoutez-lui donc des goûts plus prononcés, comme ceux du fromage ou de la tomate. Et si votre petit est tout content à l'idée d'un repas de poisson, vous méritez toutes mes félicitations!

La plupart des pédiatres déconseillent le poisson avant l'âge de huit mois. Commencez avec des poissons blancs seulement et ne donnez des poissons gras qu'après 10 à 12 mois.

Ne cuisez pas trop le poisson, sinon il sera coriace et sans goût. Il est assez cuit quand la chair se défait en morceaux à la fourchette, tout en étant encore ferme. Enlevez bien toutes les arêtes avant de servir.

### VIANDE ET VOLAILLE

Le poulet est le premier aliment de ce groupe que vous devriez donner à votre bébé. Ma famille l'aime beaucoup, car on peut l'utiliser de nombreuses manières différentes. Je voulais que mes enfants l'aiment dès que possible pour qu'ils commencent à partager les repas de la famille.

J'ai découvert que les petits apprécient la saveur douce du poulet. Facile et rapide à préparer, c'est l'aliment idéal des mamans débordées! Il accompagne bien plusieurs légumes et, en purée, il a une texture très fine. Quand votre enfant a des dents et peut tenir ses aliments, il aimera en manger des morceaux avec ses doigts.

Le bouillon de poulet maison (voir p. 62) constitue la base de plusieurs recettes; je vous conseille d'en préparer de grosses quantités à la fois. Ensuite, congelez-le dans de petits contenants ou un bac à glaçons.

### PÂTES

Vous verrez que les bébés adorent presque tous les pâtes. Ils les trouvent faciles à mâcher et amusantes à manger.

Si votre bébé a autour de six mois, vous pouvez lui servir les minuscules pâtes de toutes formes qu'on utilise pour les soupes. Vous pouvez aussi lui hacher des spaghettis. Plusieurs purées de légumes font de bonnes sauces de pâtes, et vous pouvez y ajouter un peu de fromage râpé. Servez environ 25 g (1 oz) de pâtes cuites par portion.

## *Les textures*

Pour les bébés de six à huit mois, la nourriture devrait être réduite en purée assez homogène. Par la suite, le mélange peut être moins fin (avec des aliments écrasés, hachés fin ou râpés). Vous pouvez faire une transition graduelle en ajoutant des aliments râpés à la purée. Mais ce doit être assez mou pour être mâché par des gencives sans dents.

## *Les quantités*

Les portions indiquées dans les recettes égalent encore un cube de bac à glaçons. À ce stade, les bébés consomment de 1 à 4 cuillerées à soupe par repas. Faites donc dégeler 4 cubes à la fois au total (légumes, fruits, etc.).

# *FRUITS*

## Banane au four

Les bébés adorent les bananes, et cette recette leur donne un goût délicieux. Vous pouvez aussi l'apprêter à la jamaïcaine (avec de la cassonade au lieu du sirop d'érable et en ajoutant le jus d'une orange). Pour un dîner de fête, vous pouvez aussi cuire les bananes à la poêle et les flamber au rhum. Servez avec de la crème glacée à la vanille.

DONNE 1 PORTION

*1 banane, coupée en deux sur le long*
*1 c. à thé de sirop d'érable*
*cannelle moulue*
*margarine ou beurre*

Préchauffez le four à 180 °C (350 °F). Déposez la banane dans un plat à four. Versez dessus le sirop d'érable, parsemez de cannelle et de noix de margarine ou de beurre. Couvrez d'une feuille d'aluminium et mettez au four 10 minutes.

| ☺ | | ☹ | |
|---|---|---|---|

## Avocat, banane et yogourt

Il faut manger ce plat tout de suite avant qu'il ne brunisse.

DONNE 1 PORTION

*2 tranches d'avocat*
*1/2 petite banane*
*1 c. à soupe de yogourt nature*

Combinez avocat, banane et yogourt, puis écrasez ensemble pour obtenir une purée homogène.

| ☺ | | ☹ | |
|---|---|---|---|

# Pomme et céréales

Pour varier, utilisez d'autres fruits (pêche, mangue, prune) ou des combinaisons (pomme et raisins secs, pêche et groseilles).

DONNE 6 PORTIONS

*1 pomme, pelée, sans cœur et coupée en dés*
*85 ml (3 oz) de jus de pomme naturel*
*2 c. à thé de céréales pour bébés*
*2 c. à thé de yogourt nature*

Cuisez la pomme à feu doux avec le jus de pomme et 2 c. à soupe d'eau, pour attendrir (env. 15 min.). Réduisez en purée la pomme avec le liquide de cuisson, puis incorporez céréales et yogourt.

# Pêches et riz

Vous pouvez utiliser des nectarines ou des prunes, ou ajouter des raisins secs et des épices.

DONNE 10 PORTIONS

*50 g (2 oz) de riz brun*
*jus de pomme*
*2 pêches mûres, pelées et dénoyautées*
*yogourt nature ou fromage frais*

Préchauffez le four à 180 °C (350 °F). Couvrez le riz de jus de pomme et cuisez 20 minutes ou plus, pour attendrir. Réduisez les pêches en purée et ajoutez au riz, puis mettez au four 15 à 20 minutes. Réduisez en purée au mélangeur et servez tel quel ou mélangé à un peu de yogourt ou de fromage frais.

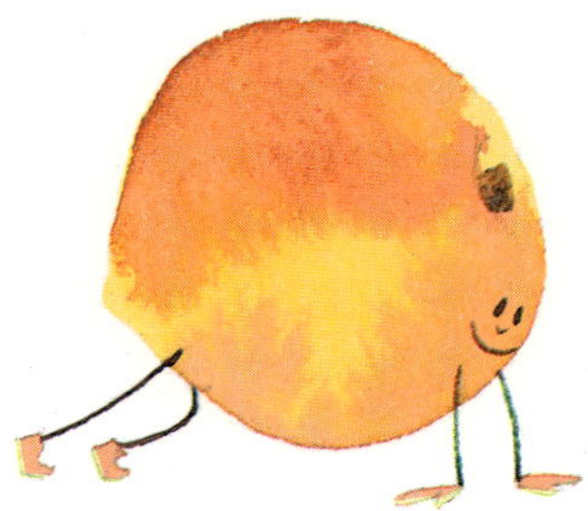

# Pommes et pruneaux avec crème anglaise

Les bébés ne peuvent pas manger d'œufs avant huit mois, mais cette crème sans œufs accompagne bien les fruits.

DONNE 20 PORTIONS

*8 pruneaux, trempés une nuit*
*4 pommes*

Crème anglaise
*200 ml (7 oz) de lait*
*1 c. à soupe de poudre à crème anglaise*
*1 c. à thé de sucre*

Faites mijoter les pruneaux environ 10 minutes dans l'eau de trempage, pour attendrir. Entre-temps, faites une purée de pommes (voir p. 24). Dénoyautez les pruneaux et réduisez en purée, puis mélangez aux pommes.

Pour la crème anglaise, portez à ébullition 175 ml (6 oz) de lait. Mélangez poudre de crème anglaise et sucre au reste du lait (froid), puis incorporez au lait chaud hors du feu. Portez de nouveau à ébullition et remuez jusqu'à épaississement.

# Fromage cottage et mangue

DONNE 2 PORTIONS

*2 tranches de mangue (ou de papaye)*

*2 c. à soupe de fromage cottage nature*

Mélangez la mangue (ou la papaye) avec le fromage cottage jusqu'à consistance homogène.

# Gelée de fruits maison

Les recettes ci-dessous, qui ne contiennent pas trop de sucre ni de colorants alimentaires, sont très faciles à préparer. Si vous manquez de temps ou n'avez pas de purées ou de jus de fruits frais, vous pouvez utiliser un paquet de gelée commerciale. La gelée ne se congèle pas, mais elle disparaît très vite!

DONNE 12 PORTIONS

*1 sachet de poudre de gélatine*

*600 ml (2 1/2 t.) de jus ou purée de fruits frais*

Parsemez la gélatine sur du jus de fruits chaud dans une tasse (ou de l'eau si vous utilisez la purée). Déposez la tasse dans un plat d'eau très chaude, si nécessaire, jusqu'à dissolution de la gélatine. Versez sur la purée ou le reste du jus, en remuant bien. Mettez la gelée dans un contenant approprié, puis réfrigérez pour faire prendre.

**Gelée amusante.** Faites prendre la gelée de fruits dans une lèchefrite de 20 cm (8 po) carrés tapissée d'une feuille d'aluminium. Démoulez la gelée, puis coupez en diverses formes avec des emporte-pièce.

**Gelée de fruits au yogourt.** Préparez une 1/2 quantité de gelée de fruits et réfrigérez 30 minutes, puis incorporez-y un yogourt aux fruits de saveur complémentaire. Réfrigérez de nouveau. La gelée ne sera pas très ferme et ne peut donc pas être démoulée.

**Gelée feux de circulation.** Préparez une demie quantité de gelée de fruits verte. Versez dans un grand moule à cannelures pour gelée (un moule mouillé facilitera le démoulage.) Réfrigérez 1 1/2 heure (pour raffermir), puis versez dessus une gelée de fruits orangée. Réfrigérez encore, puis ajoutez une couche de gelée rouge. Réfrigérez pour bien faire prendre. Pour servir, trempez le moule dans l'eau chaude, couvrez d'une assiette et démoulez.

# *LÉGUMES*

## Purée de lentilles

On fait habituellement tremper les lentilles jusqu'au lendemain. Pour gagner du temps, rincez-les et couvrez abondamment de bouillon, puis portez à ébullition et cuisez 2 minutes. Retirez du feu, mettez un couvercle et laissez les lentilles absorber le liquide pendant 2 heures. Les lentilles sont une bonne source de protéines bon marché, mais il vaut mieux ne pas en donner aux bébés de moins de huit mois.

DONNE 36 PORTIONS

*50 g (2 oz) de lentilles rouges*
*600 ml (2 1/2 t.) de bouillon de poulet*
*(de préférence maison, voir p. 62)*
*1 carotte*
*1 pomme de terre*
*1/2 petit oignon*
*1/2 blanc de poireau*
*15 g (1/2 oz) de margarine ou*
*1 c. à soupe d'huile*

Faites tremper les lentilles toute la nuit. Le lendemain, pelez carotte, pomme de terre, et oignon, puis coupez en dés. Hachez le poireau bien lavé. Faites revenir oignon et poireau dans la margarine ou l'huile, pour attendrir. Ajoutez carotte et pomme de terre, et cuisez encore 5 minutes. Versez dessus lentilles et bouillon, portez à ébullition et faites mijoter, pour attendrir les lentilles (env. 40 min.). Réduisez en purée, si désiré.

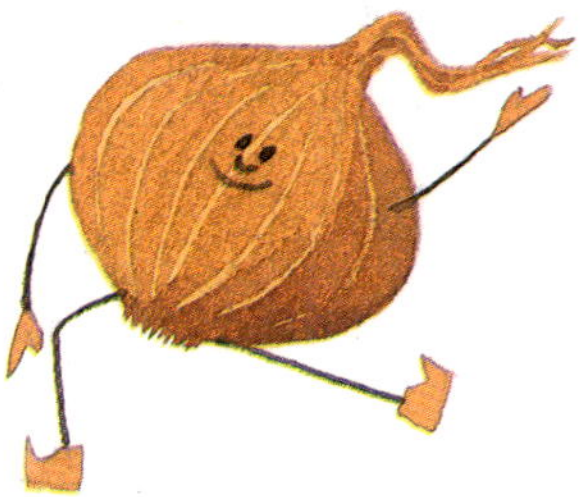

# Tomate avec fenouil et basilic

Si votre bébé fait l'expérience de nouvelles saveurs très tôt, il ne deviendra pas un mangeur difficile. Le goût du fenouil est intéressant et se marie bien avec la tomate.

DONNE 12 PORTIONS

*1 pomme de terre moyenne, pelée*
*1 grosse tomate, pelée et épépinée*
*1/2 bulbe de fenouil, pelé*
*1 c. à dessert de basilic frais, haché*
*15 g (1/2 oz) de beurre ou*
*1 c. à soupe d'huile*

Coupez les légumes en morceaux, puis cuisez pomme de terre et fenouil, dans assez d'eau pour couvrir, à feu doux (15 minutes). Entretemps, faites revenir tomate et basilic dans la margarine ou l'huile 2 à 3 minutes, pour réduire en purée. Passez le tout à la moulinette.

# Haricots verts avec pomme et tomate

La pomme fait ressortir la saveur douce des haricots et de la tomate. Cette purée est délicieuse mêlée à du fromage cottage.

DONNE 10 PORTIONS

*75 g (3 oz) de haricots verts*
*1 pomme, pelée, sans cœur et hachée*
*1 tomate moyenne, pelée, épépinée et hachée*

Enlevez les fils des haricots, puis lavez avec soin. Faites cuire à la vapeur environ 10 minute avec la pomme, pour attendrir (après 6 minutes, ajoutez-y la tomate). Réduisez en purée au mélangeur jusqu'à la consistance désirée.

# Purée d'épinards et pomme de terre

Cette purée fera connaître agréablement les épinards à votre bébé.
C'est aussi un plat de légumes délicieux pour les adultes.

DONNE 14 PORTIONS

*1 oignon, pelé et haché fin*
*25 g (1 oz) de margarine*
*225 g (8 oz) d'épinards (sans tiges dures), hachés*
*1 grosse pomme de terre (ou 2 petites), pelée et en dés*
*120 ml (4 oz) de bouillon de poulet* *(voir p. 62)*

Faites revenir l'oignon dans la margarine à feu doux, pour attendrir (4 à 5 min.). Ajoutez épinards et pomme de terre, versez dessus le bouillon et laissez mijoter doucement environ 35 minutes. Réduisez en purée au mélangeur.

# Purée de légumes et avoine

L'avoine ajoute du volume à la purée de légumes et la rend plus nourrissante.

DONNE 20 PORTIONS

*1 branche de céleri*
*1 blanc de poireau, bien lavé*
*2 carottes moyennes (ou 4 petites)*
*50 g (2 oz) chacun de champignons, rutabaga, chou-fleur et brocoli*
*3 c. à soupe de flocons d'avoine*
*1 c. à soupe de persil haché*

Pelez et apprêtez tous les légumes, puis hachez fin. Couvrez-les à peine d'eau dans une casserole et ajoutez les flocons d'avoine. Portez à ébullition, puis couvrez et faites mijoter environ 20 minutes, pour attendrir les légumes. Réduisez en purée au mélangeur, puis incorporez le persil.

# Trio de chou-fleur, poivron rouge et maïs

Si vous voulez congeler un plat contenant du maïs, utilisez du maïs frais ou en conserve: on ne doit pas recongeler celui qui était déjà congelé. Pour les jeunes bébés, réduisez-le en purée à la moulinette afin d'enlever son enveloppe coriace.

DONNE 10 PORTIONS

*100 g (4 oz) de chou-fleur, coupé en fleurettes*
*120 ml (4 oz) de lait*
*25 g (1 oz) de poivron rouge*
*75 g (3 oz) de maïs*

Mettez le chou-fleur dans une casserole avec le lait et cuisez à feu doux environ 12 minutes, pour attendrir. Entre-temps, cuisez poivron rouge et maïs dans l'eau environ 6 minutes, pour attendrir. Égouttez maïs et poivron, puis réduisez en purée à la moulinette avec chou-fleur et lait.

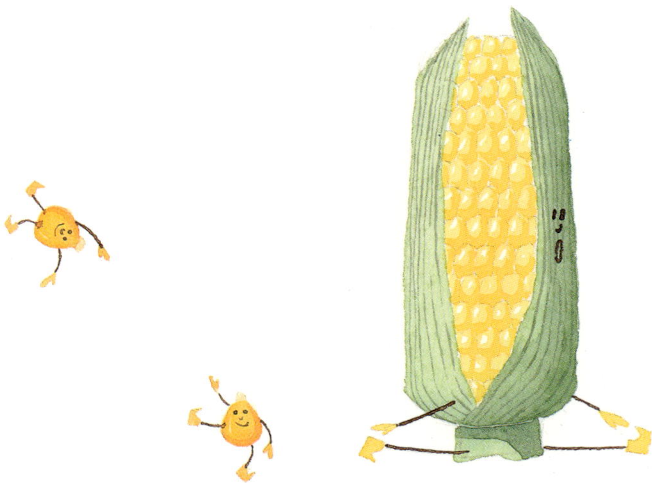

# Chou-fleur au fromage

C'est un des plats préférés des tout-petits. Essayez avec différents fromages (ou une combinaison) pour trouver celui que préfère votre bébé. La sauce au fromage accompagne bien aussi une jardinière de légumes.

DONNE 15 PORTIONS

*175 g (6 oz) de chou-fleur*

Sauce au fromage
*15 g (1/2 oz) de margarine*
*1 c. à soupe de farine*
*175 ml (6 oz) de lait*
*50 g (2 oz) de fromage râpé: cheddar, édam ou gruyère*

Lavez soigneusement le chou-fleur, coupez en fleurettes et cuisez à la vapeur environ 10 minutes, pour attendrir. Pour la sauce, faites fondre la margarine à feu doux dans une casserole à fond épais, puis incorporez la farine. Ajoutez le lait et remuez jusqu'à épaississement. Retirez la casserole du feu et incorporez le fromage. Remuez pour bien faire fondre le fromage et obtenir une sauce homogène.

Ajoutez le chou-fleur à la sauce et, pour les bébés plus jeunes, réduisez en purée au mélangeur. Pour les bébés plus âgés, écrasez à la fourchette ou hachez en petits morceaux.

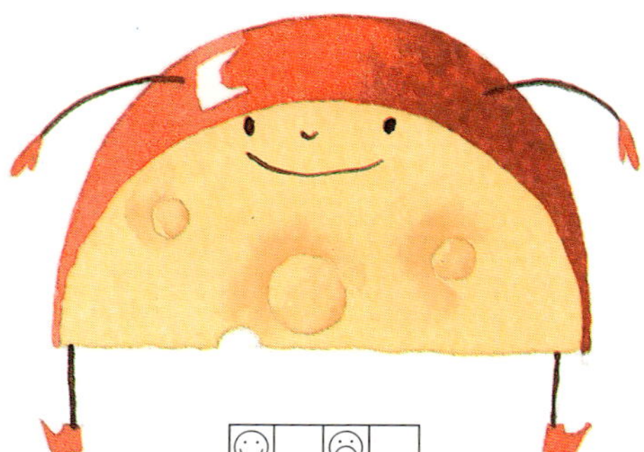

# Gratin de courgettes

Cette purée crémeuse est bonne également avec des haricots verts ou du brocoli.

DONNE 18 PORTIONS

*1 pomme de terre moyenne*
*175 g (6 oz) de courgettes, tranchées*
*120 ml (4 oz) de lait*
*25 g (1 oz) de fromage râpé: gruyère ou emmenthal*
*1 brin de persil, haché*
*un peu de margarine*

Faites bouillir la pomme de terre, pour attendrir, puis égouttez. Cuisez les courgettes à la vapeur 8 minutes. Mettez le tout dans un mélangeur et réduisez en purée.

# Purée de poireaux et pommes de terre

Cette recette donne aussi un excellent potage pour les adultes.

DONNE 16 PORTIONS

*25 g (1 oz) de margarine ou 2 c. à soupe d'huile*
*175 g (6 oz) de poireaux, bien lavés et tranchés*
*225 g (8 oz) de pommes de terre, pelées et en dés*
*450 ml (2 t.) de bouillon de poulet* *(voir p. 62)*
*2 c. à soupe de fromage frais*

Faites fondre la margarine dans une casserole à fond épais. Mettez le poireau et cuisez à feu doux 10 minutes, en remuant de temps à autre. Ajoutez pommes de terre et bouillon, et faites mijoter 25 à 30 minutes avec un couvercle, pour attendrir. Réduisez en purée, puis incorporez le fromage frais.

# Purée de courgette et laitue

Quand j'ai créé cette recette, la purée pour bébés que j'ai obtenue était si délicieuse que j'en ai fait une plus grande quantité et l'ai servie comme potage à ma famille. Elle est très nutritive et contient peu de calories!

DONNE 4 PORTIONS

*1/2 oignon, pelé et haché fin*
*15 g (1/2 oz) de margarine ou 1 c. à soupe d'huile*
*50 g (2 oz) de tranches fines de courgette*
*100 g (4 oz) de laitue iceberg (batavia), en lanières*
*50 ml (2 oz) de bouillon de poulet* *(voir p. 62)*

Faites revenir l'oignon environ 3 minutes dans la margarine à feu doux, pour attendrir. Ajoutez courgette et laitue, et continuez la cuisson à feu doux 3 minutes. Versez le bouillon dessus, puis cuisez encore 3 minutes avec un couvercle. Réduisez en purée au mélangeur jusqu'à la consistance désirée pour votre bébé. Comme potage pour toute la famille, faites une purée moins homogène.

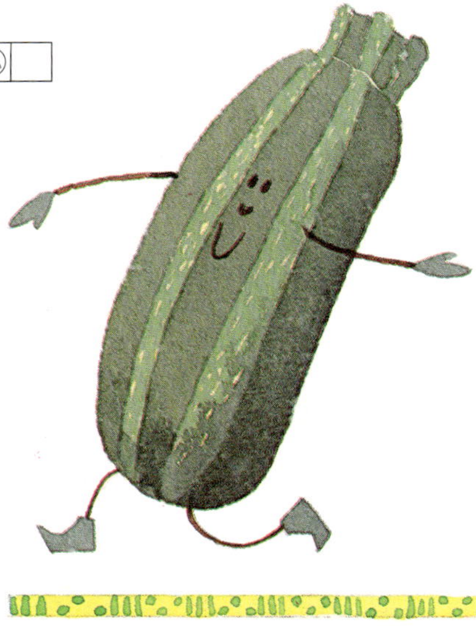

# Minestrone

Ceci est une recette qu'on peut varier, en y ajoutant riz, pâtes ou presque n'importe quel légume. Le bouillon de poulet donne la meilleure saveur.

DONNE 40 PORTIONS POUR BÉBÉ (7 POUR ADULTE)

*15 g (1/2 oz) de margarine ou*
*1 c. à soupe d'huile*
*1/2 petit oignon, pelé et haché*
*1 carotte, pelée et hachée*
*1/2 branche de céleri, hachée*
*1/2 blanc de poireau, haché*
*100 g (4 oz) de chou, en lanières*
*1,2 l (5 t.) de bouillon de poulet ou*
*de légumes, ou eau (voir p. 62, 33)*
*1 pomme de terre, pelée et en dés*
*3 c. à soupe de petits pois, écossés*
*1 c. à soupe de persil haché*
*2 c. à soupe de concentré de tomate*
*50 g (2 oz) de petites pâtes (facultatif)*

Faites fondre la margarine dans une casserole et faites revenir l'oignon 1 minute, puis ajoutez carotte, céleri et poireau. Faites revenir 2 minutes, puis ajoutez le chou et continuez la cuisson 4 minutes.

Couvrez d'eau ou de bouillon. Ajoutez pomme de terre, pois, persil et concentré de tomate, puis faites cuire à feu doux 20 à 25 minutes pour que les légumes soient tendres et faciles à manger pour votre bébé (pour les plus jeunes, écrasez-les ou réduisez-les en purée). Si désiré, ajoutez les pâtes 10 minutes avant la fin de la cuisson.

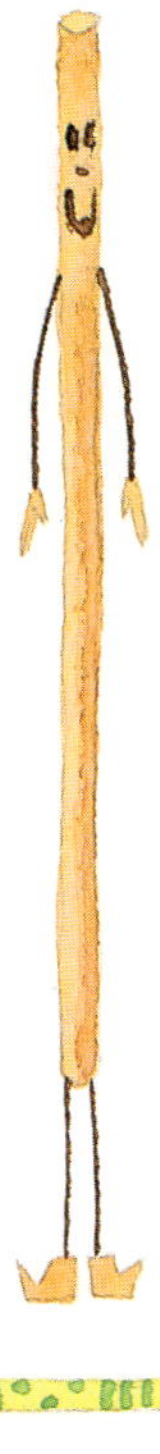

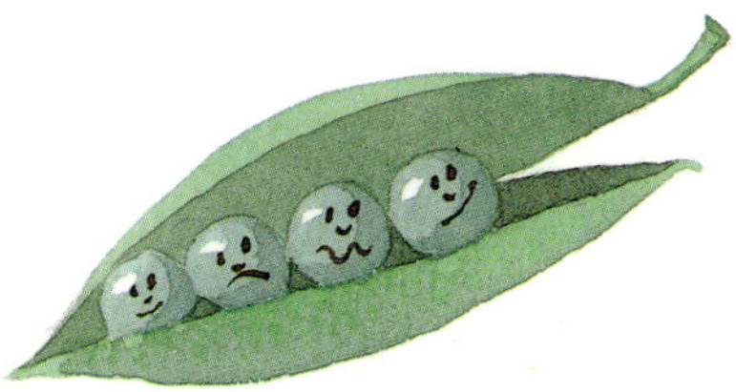

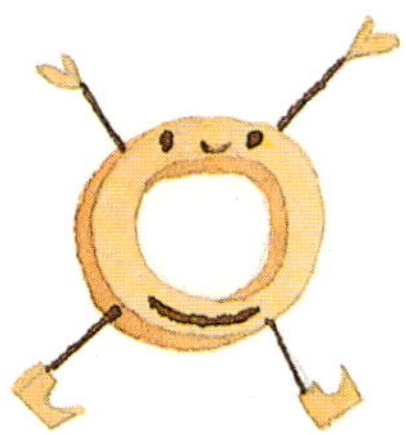

# *POISSON*

## Plie avec tomates et pomme de terre

Ceci donne une délicieuse purée de poisson crémeuse.

DONNE 4 PORTIONS

*1 filet de plie, sans peau*
*2 tomates moyennes, pelées, épépinées et hachées*
*un peu de margarine ou de beurre*
*1 feuille de laurier*
*150 ml (5 oz) de lait*
*1 petite pomme de terre, pelée*

Préchauffez le four à 180 °C (350 °F). Mettez la plie dans un plat à four, puis couvrez avec tomates, noix de beurre et feuille de laurier. Versez dessus presque tout le lait. Couvrez d'une feuille d'aluminium et mettez 20 minutes au four (ou au four micro-ondes, avec un couvercle, 3 minutes à haute intensité).

Pendant que le poisson cuit, faites bouillir la pomme de terre, puis écrasez-la avec le reste du lait et de la margarine. Quand le poisson est cuit, défaites en morceaux, enlevez la feuille de laurier et réduisez en purée avec le jus de cuisson. Vous pouvez y incorporer la purée de pomme de terre ou la servir comme plat d'accompagnement.

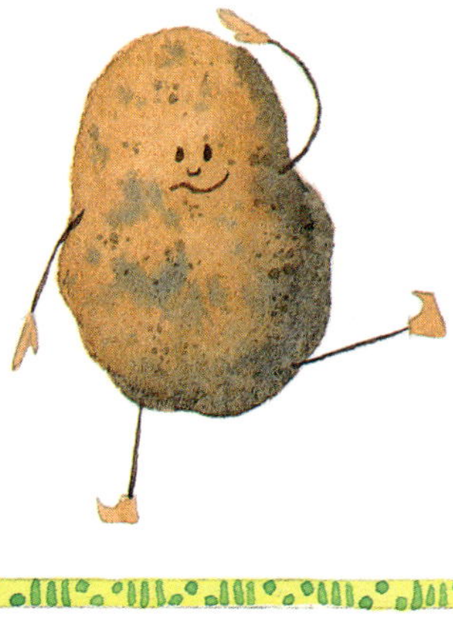

# Filets de plie au fromage

Le poisson et le fromage s'harmonisent bien,
et les enfants adorent cette combinaison. Ajoutez-y de la ciboulette
pour lui donner une nouvelle saveur.

DONNE 8 PORTIONS

*1 plie, en filets et sans peau*
*120 ml (4 oz) de lait*
*1 petite tomate, en quartiers*
*quelques champignons*
*1 brin de persil*

Sauce au fromage
*25 g (1 oz) de margarine*
*25 g (1 oz) de farine*
*120 ml (4 oz) de lait*
*75 g (3 oz) de fromage cheddar, râpé*
*1 c. à thé de ciboulette hachée*

Préchauffez le four à 180 °C (350 °F). Déposez les filets de plie dans un plat à four, versez le lait dessus et disposez autour tomates, champignons et persil. Couvrez d'une feuille d'aluminium et mettez au four environ 20 minutes, ou jusqu'à ce que le poisson se défasse en morceaux à la fourchette. Retirez du four, égouttez le lait, en réservant, et jetez les légumes.

Pour la sauce, faites fondre la margarine dans une petite casserole et incorporez la farine. Cuisez 1 minute, puis ajoutez graduellement lait et jus de cuisson du poisson, pour obtenir une sauce béchamel homogène. Retirez du feu et incorporez le fromage. Quand il est complètement fondu, ajoutez la ciboulette.

Défaites le poisson à la fourchette et enlevez toutes les arêtes. Ajoutez le poisson à la sauce au fromage et passez à la moulinette pour réduire en purée homogène.

# Plie avec épinards et fromage

Ceci donne une purée de poisson vert foncé très jolie.

DONNE 8 PORTIONS

*1 plie, en filets et sans peau*
*1 c. à soupe de lait*
*1 feuille de laurier*
*un peu de margarine*
*100 g (4 oz) d'épinards*
*(sans tiges dures), lavés*
*100 g (4 oz) de fromage cheddar*
*ou gruyère, râpé*

Cuisez le poisson avec lait, feuille de laurier et margarine comme à la page 59. Cuisez les épinards environ 10 minutes dans l'eau bouillante, puis égouttez et enlevez le reste de l'eau. Retirez la feuille de laurier, mettez tous les autres ingrédients dans un robot de cuisine et réduisez en purée (1 min.).

# Filet de morue avec courgette

Pour conserver leur saveur naturelle, cuisez les filets (ou des darnes) de poisson et les légumes au four dans une feuille d'aluminium. Variez cette recette en essayant des légumes différents.

DONNE 3 PORTIONS

*1 courgette moyenne, lavée et apprêtée*
*75 g (3 oz) de filet de morue, sans peau*
*1 brin de thym frais*
*jus de 1/2 citron*
*1 c. à dessert d'huile d'olive*

Préchauffez le four à 180 °C (350 °F). Coupez la courgette en petites lamelles. Déposez morue, courgette et thym sur une feuille d'aluminium, aspergez de jus de citron et d'huile, et scellez bien. Mettez au four environ 20 minutes. Avant de servir, défaites le poisson en morceaux à la fourchette, puis enlevez les arêtes et le thym.

# Aiglefin à l'orange

Une des recettes préférées de ma famille. Ayez l'audace de l'essayer, sa saveur est merveilleuse.

DONNE 5 PORTIONS

*225 g (8 oz) de filet d'aiglefin, sans peau*
*jus de 1 orange*
*40 g (1 1/2 oz) de fromage cheddar, râpé*
*1 c. à dessert de persil haché fin*
*1 tomate, pelée, épépinée et hachée*
*25 g (1 oz) de Corn Flakes, émiettés*
*7 g (1/4 oz) de margarine*

Préchauffez le four à 180 °C (350 °F). Déposez le poisson dans un plat à four beurré, puis mettez dessus jus d'orange, fromage, persil, tomate, Corn Flakes et noix de margarine. Couvrez d'aluminium et mettez au four 20 minutes. Quand il est cuit, défaites le poisson en morceaux à la fourchette, enlevez les arêtes et écrasez le tout ensemble avec le jus de cuisson.

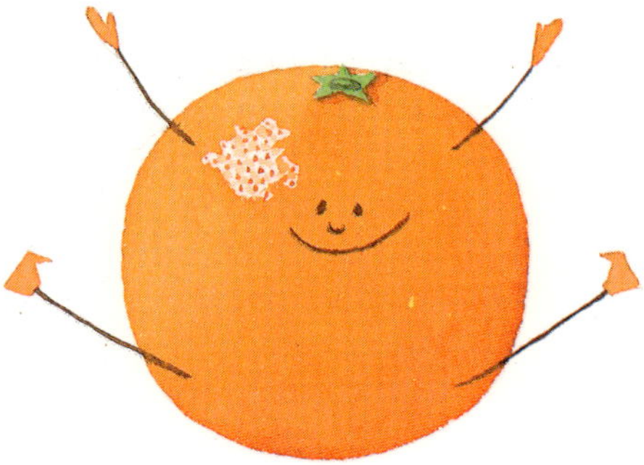

# *POULET*

## Bouillon de poulet et ma première purée de poulet

Vos plats seront bien meilleurs si vous utilisez du bouillon de poulet maison plutôt que celui en tablettes. Je le prépare en grande quantité, que je divise dans de petits contenants rangés au congélateur pour les utiliser comme base de soupes et de purées.

DONNE ENVIRON 2,25 L (10 T.)

*1 poulet à bouillir, avec abats*
*2 panais*
*1 petit navet*
*3 carottes*
*2 poireaux*
*2 gros oignons*
*1 branche de céleri*
*3 brins de persil*

Coupez le poulet en 8 morceaux, en enlevant le gras. Lavez et pelez les légumes. Mettez poulet et abats dans un faitout. Couvrez de beaucoup d'eau, portez à ébullition et écumez la mousse sur le dessus. Ajoutez légumes et persil, puis faites mijoter 3 1/2 heures. (Il vaut mieux enlever les poitrines de poulet après 1 1/2 heure si vous désirez les manger, sinon elles seront trop sèches.)

Réfrigérez la soupe toute la nuit. Le lendemain, enlevez le gras flottant à la surface. Filtrez à la passoire, pour retirer poulet et légumes et obtenir un bouillon clair. Assaisonnez au goût.

Vous pouvez réduire en purée à la moulinette soit les poitrines de poulet avec certains des légumes et un peu de bouillon (pour faire une purée de poulet et légumes pour votre bébé), soit les légumes et le bouillon (pour faire un potage pour les adultes).

# Poulet et fromage cottage

Les bébés de cet âge sont trop jeunes pour manger des morceaux de poulet entiers. Cette recette et les deux suivantes transforment le poulet froid en repas délicieux pour lui.

DONNE 6 PORTIONS

*50 g (2 oz) de poulet cuit désossé, haché*
*1 c. à soupe de yogourt nature*
*1 1/2 c. à soupe de fromage cottage avec ananas*

Mélangez ensemble poulet, yogourt et fromage cottage. Passez le tout à la moulinette pour faire une purée homogène.

# Poulet avec haricots et riz

DONNE 10 PORTIONS

*75 g (3 oz) de haricots verts*
*50 g (2 oz) de riz brun*
*3 c. à soupe de jus de pomme*
*50 g (2 oz) de poulet cuit désossé, haché*

Cuisez les haricots à la vapeur et le riz dans l'eau (env. 20 min.). Mélangez tous les ingrédients ensemble au robot de cuisine, puis passez à la moulinette pour obtenir une purée homogène (ajoutez plus de jus de pomme, si nécessaire).

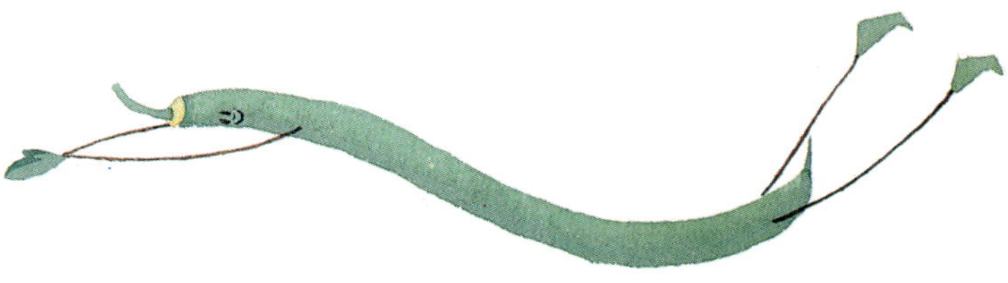

# Poulet avec pomme de terre et tomate

DONNE 6 PORTIONS

*1 pomme de terre moyenne, pelée*
*2 c. à soupe de lait*
*1 tomate moyenne, pelée et épépinée*
*50 g (2 oz) de poulet cuit désossé, haché*

Faites bouillir la pomme de terre, pour attendrir. Écrasez-la avec le lait et la pulpe de tomate, puis ajoutez le poulet. Réduisez en purée au mélangeur (en ajoutant un peu de lait, si nécessaire).

# Purée de salade de poulet

Une idée toute simple. Pour les enfants d'un an et plus, hachez les ingrédients et touillez avec de la mayonnaise.

DONNE 4 PORTIONS

*25 g (1 oz) de poulet cuit désossé, haché*
*1 morceau de concombre*
*1 petite tomate, pelée et épépinée*
*1 c. à soupe de yogourt nature ou de fromage cottage*
*1 c. à thé de ciboulette hachée*
*1 tranche d'avocat*

Mettez tous les ingrédients dans un mélangeur et réduisez en purée jusqu'à la consistance désirée.

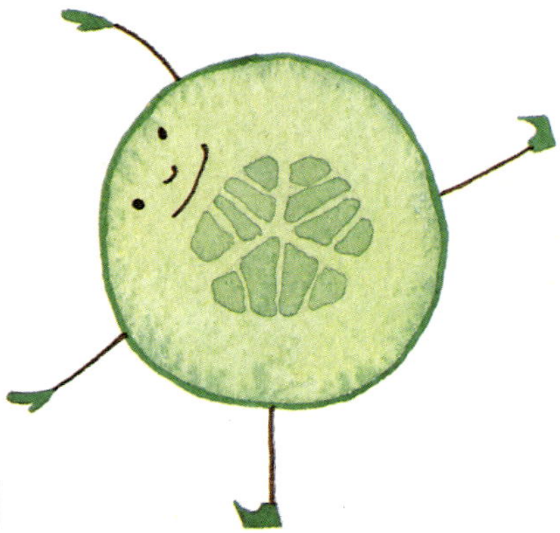

# Délice de poulet à la pêche

Voici une combinaison délicieuse: elle est facile à préparer et les enfants de tous âges l'adorent.

DONNE 10 PORTIONS

*50 g (2 oz) de poulet cuit désossé, haché*
*50 g (2 oz) de riz brun cuit*
*1 pêche mûre*
*1 c. à soupe de jus de pêche*
*1 c. à soupe de lait*
*1 c. à dessert de germes de blé*

Mélangez ensemble tous les ingrédients et hachez sommairement au robot de cuisine.

# Purée de poulet et légumes

Une façon délicieuse de faire connaître le goût du poulet à votre tout-petit. Préparé en plus grosse quantité, c'est un excellent plat pour toute la famille. (Ajoutez l'assaisonnement après avoir mis de côté la portion du bébé.)

DONNE 15 PORTIONS

*1 poitrine (ou 2 cuisses) de poulet, désossée et sans peau*
*1/2 branche de céleri*
*1 tomate, hachée*
*1 carotte, pelée et en dés*
*2,5 cm (1 po) de blanc de poireau, en lanières*
*1 pomme de terre, pelée et en dés*
*1 brin de persil*
*250 ml (8 oz) de bouillon de poulet* *(voir p. 62)*

Coupez le poulet en morceaux et mettez dans une casserole avec légumes, persil et bouillon. Faites mijoter à feu doux 30 minutes, puis réduisez en purée jusqu'à la consistance désirée.

# Poulet avec raisins et courgette

L'ajout de raisins à cette recette donne au poulet un petit goût sucré, dont les bébés raffolent. Elle est très simple à préparer et est habituellement très populaire!

DONNE 8 PORTIONS

*1 poitrine (ou 2 cuisses) de poulet, désossée et sans peau*
*150 ml (5 oz) de bouillon de poulet maison (voir p. 62)*
*8 raisins verts, pelés et épépinés*
*1 courgette, lavée et tranchée*
*1 c. à soupe de céréales de riz pour bébés*

Coupez le poulet en morceaux. Mettez poulet, bouillon, raisins et courgette dans une petite casserole et faites mijoter 30 minutes. Réduisez en purée jusqu'à la consistance désirée et épaississez ensuite avec les céréales.

| ☺ | | ☹ | |
|---|---|---|---|

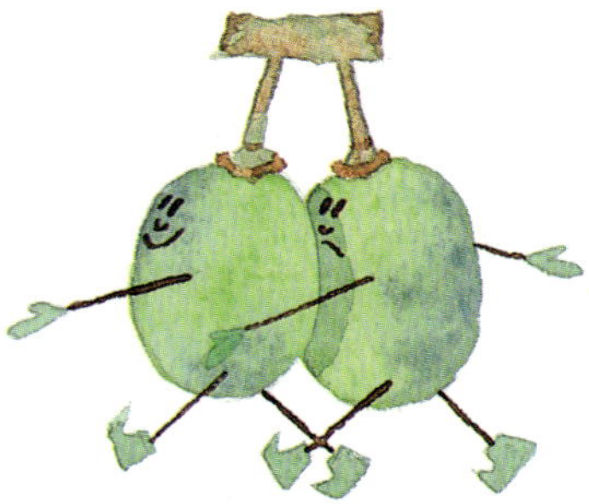

# Poulet à la tomate

Les tomates gardent le poulet juteux dans cette recette rapide.

DONNE 15 PORTIONS

*1 poitrine (ou 2 cuisses) de poulet, désossée et sans peau*
*1 carotte, pelée et hachée*
*1 petite pomme de terre, pelée et en dés*
*400 g (14 oz) de tomates en conserve, avec la moitié de leur jus*

Coupez le poulet en morceaux, puis mettez-le dans une casserole avec les autres ingrédients et cuisez à feu doux jusqu'à ce que poulet et légumes soient bien cuits (15 à 20 min.). Passez le tout à la moulinette (pour les jeunes bébés) ou hachez très fin (pour les bébés de neuf mois et plus).

# Foie de poulet aux légumes

Le foie est un des meilleurs aliments pour votre bébé.
Choisissez une recette de foie qu'il aime et préparez-la souvent.

DONNE 6 PORTIONS

*2 foies de poulet, nettoyés et apprêtés*
*1 c. à dessert de carotte hachée*
*1 c. à dessert de blanc de poireau haché*
*1 c. à soupe de champignons hachés*
*120 ml (4 oz) de bouillon de poulet (voir p. 62)*
*1 pomme de terre, pelée*

Cuisez les foies avec légumes et bouillon à feu doux environ 8 minutes. Faites bouillir la pomme de terre dans l'eau bouillante, pour attendrir, puis écrasez-la et ajoutez au mélange de foie, légumes et bouillon. Réduisez le tout en purée (le bouillon de poulet rend la purée très crémeuse).

# *PÂTES*

## Sauce tomate aux champignons

Vous pouvez acheter de minuscules pâtes, que votre bébé n'aura pas besoin de mâcher. Pour 3 portions, il faut 25 g (1 oz) de pâtes non cuites.

DONNE 3 PORTIONS DE SAUCE

*1 grosse tomate, pelée, épépinée et hachée*
*2 grandes feuilles de basilic*
*15 g (1/2 oz) de margarine*
*4 petits champignons, tranchés*
*1 c. à soupe de lait*
*20 g (3/4 oz) de fromage mozzarella, en dés*

Faites revenir environ 2 minutes tomate et basilic dans la margarine. Ajoutez les champignons et cuisez encore 2 minutes. Incorporez lait et fromage, en remuant bien pour faire fondre celui-ci. Mélangez aux pâtes cuites et servez tout de suite (réduisez en purée pour les plus jeunes bébés).

## Sauce verte

DONNE 5 PORTIONS

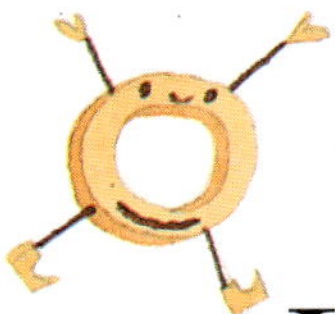

*175 g (6 oz) de courgettes*
*50 g (1 oz) de haricots verts, sans fils*
*2 c. à soupe de bouillon de poulet* (*voir p. 62*)

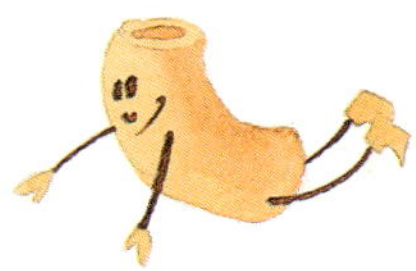

Lavez et tranchez courgettes et haricots verts. Cuisez à la vapeur 8 à 10 minutes, puis réduisez en purée avec le bouillon. Versez sur les pâtes cuites et servez.

# Sauce aux champignons

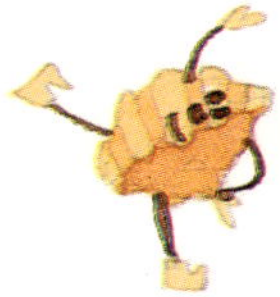

La saveur des champignons accompagne bien les pâtes.

DONNE 4 PORTIONS DE SAUCE

*1 échalote, pelée et hachée fin*
*25 g (1 oz) de blanc de poireau, en lanières*
*un peu de margarine*
*150 g (5 oz) de petits champignons, lavés et tranchés*
*50 ml (2 oz) de bouillon de poulet* *(voir p. 62)*

Faites revenir échalote et poireau dans la margarine, pour faire dorer. Ajoutez les champignons et cuisez encore 3 minutes. Versez le bouillon dessus et faites mijoter environ 5 minutes. Réduisez en purée et servez sur les pâtes cuites.

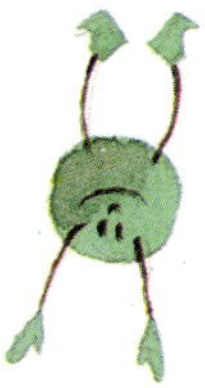

# Sauce tomate au fromage

Les bébés aiment prendre les pâtes en boucles avec leurs doigts. Vous pouvez ajouter des fleurettes de brocolis ou des petits pois cuits.

DONNE 4 PORTIONS DE SAUCE

*15 g (1/2 oz) de margarine*
*1 grosse tomate pelée, épépinée et hachée*
*20 g (3/4 oz) de fromage cheddar, râpé*
*1 c. à soupe de fromage cottage*
*1 c. à soupe de céréales de riz pour bébés*

Faites fondre la margarine dans une casserole, ajoutez la tomate et cuisez à feu doux 2 minutes. Retirez du feu et ajoutez fromage cheddar et fromage cottage. Laissez fondre dans la sauce, puis incorporez les céréales. Versez sur les pâtes cuites et servez.

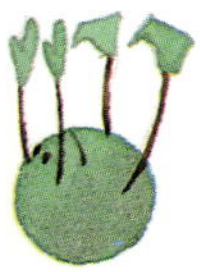

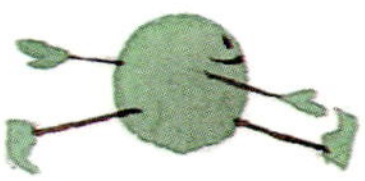

# Sauce napolitaine

Essayez cette délicieuse sauce tomate sur des raviolis frais.

DONNE 6 PORTIONS DE SAUCE

*1/2 petit oignon, pelé et haché*
*1/4 gousse d'ail, pelée et hachée*
*25 g (1 oz) de blanc de poireau, haché*
*15 g (1/2 oz) de céleri, haché*
*1/2 petit poivron vert ou rouge, épépiné et haché fin*
*1 c. à dessert de persil haché fin*
*15 g (1/2 oz) de margarine*
*6 tomates moyennes, pelées, épépinées et hachées*
*1 c. à dessert de basilic, haché*
*2 c. à soupe de céréales de riz pour bébés*

Faites revenir oignon, ail, poireau, céleri, poivron et persil dans la margarine, pour attendrir. Ajoutez tomates et basilic et cuisez encore 2 minutes. Réduisez en purée à la moulinette ou au mélangeur, puis incorporez les céréales pour épaissir la sauce. Versez sur les pâtes cuites.

| ☺ | | ☹ | |
|---|---|---|---|

# Pâtes Popeye

DONNE 8 PORTIONS

*100 g (4 oz) d'épinards (sans tiges dures)*
*50 g (2 oz) de pâtes coquillettes*
*40 g (1 1/2 oz) de fromage gruyère, râpé*
*2 c. à soupe de lait*

Faites bouillir les épinards environ 5 minutes dans un peu d'eau, pour attendrir. Cuisez les pâtes *al dente* dans l'eau bouillante. Quand les épinards sont cuits, pressez pour exprimer l'eau. Mélangez au fromage, pâtes et lait, puis réduisez en purée au mélangeur (pour les jeunes bébés) ou hachez (pour les plus vieux).

| ☺ | | ☹ | |
|---|---|---|---|

# MENU DE SIX À NEUF MOIS

| | *Matin* | *Sieste* | *Midi* | *Sieste* | *Soir* | *Coucher* |
|---|---|---|---|---|---|---|
| *Jour 1* | Weetabix avec lait<br>Banane écrasée | Lait | Ma première purée de poulet<br>Pomme râpée<br>Jus | Lait | Purée de poireaux et pommes de terre<br>Poire<br>Eau ou jus | Lait |
| *Jour 2* | Crème de blé ou gruau avec lait et miel<br>Purée de fruits<br>Lait | Lait | Plie avec tomates et pomme de terre<br>Banane<br>Jus | Lait | Pâtes avec sauce verte<br>Yogourt<br>Eau ou jus | Lait |
| *Jour 3* | Pomme et céréales pour bébés<br>Rôtie<br>Lait | Lait | Chou-fleur au fromage<br>Poire râpée<br>Jus | Lait | Purée d'épinards et pommes de terre<br>Biscotte<br>Eau ou jus | Lait |
| *Jour 4* | Céréales pour bébés avec lait<br>Purée d'abricot sec<br>Fromage frais | Lait | Purée de lentilles<br>Pêches et riz<br>Jus | Lait | Minestrone<br>Rôtie<br>Eau ou jus | Lait |
| *Jour 5* | Weetabix avec lait<br>Pêches, pommes et poires | Lait | Pâtes et sauce aux champignons<br>Banane au four<br>Lait | Lait | Ma première purée de poulet<br>Poire<br>Eau ou jus | Lait |
| *Jour 6* | Céréales pour bébés avec lait<br>Fromage cottage et mangue | Lait | Gratin de courgettes<br>Gelée de fruits maison<br>Lait | Lait | Poulet avec riz et haricots<br>Pomme<br>Eau | Lait |
| *Jour 7* | Crème de blé avec lait<br>Fromage cottage et mangue | Lait | Foie de poulet aux légumes<br>Pommes et pruneaux avec crème anglaise<br>Jus | Lait | Purée de courgette et laitue<br>Papaye<br>Eau ou jus | Lait |

CHAPITRE QUATRE

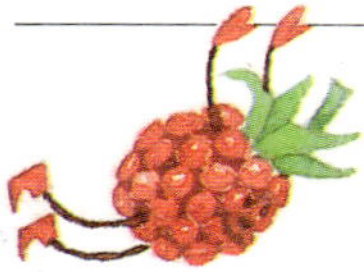

# DE NEUF À DOUZE MOIS

En général, vers la fin de leur première année, la prise de poids des bébés ralentit énormément. Très souvent, les tout-petits qui étaient jusque-là de bons mangeurs deviennent plus difficiles. Plusieurs refusent d'être nourris à la cuiller et veulent affirmer leur nouvelle indépendance en utilisant leurs mains pour manger. À l'âge de dix mois, ma fille a connu une phase où elle ne mangeait rien de ce qui lui était offert dans une cuiller. Bien décidée à lui faire consommer les purées maison que j'avais préparées, je lui donnais des carottes cuites et des morceaux de rôtie qu'elle trempait dans la purée. De cette façon, elle a continué de bien s'alimenter tout en appréciant ce qu'elle mangeait.

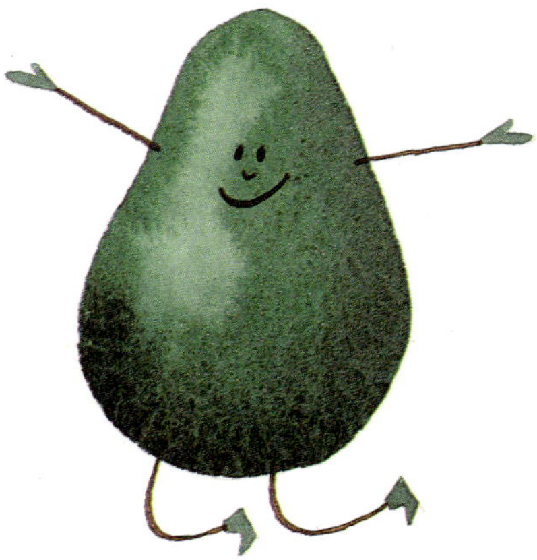

## *Soyez patient!*

Laissez votre bébé essayer d'utiliser une cuiller. La nourriture atterrira probablement sur vous ou sur le sol, mais avec un peu de pratique, il atteindra bientôt son but. Disposez une toile imperméable sous sa chaise haute pour minimiser les dégâts. Le mieux est d'avoir deux bols de nourriture (et deux cuillers): nourrissez votre bébé avec le premier et laissez-le faire ses expériences avec le deuxième (de préférence muni d'une ventouse). Il vous faudra beaucoup de patience à l'heure des repas, car les tout-petits sont facilement distraits à cet âge et préfèrent jouer avec les aliments plutôt que manger. Vous pouvez attirer l'attention de l'enfant en lui faisant tenir un jouet puis en glissant une cuillerée dans sa bouche; il mangera sans s'en rendre compte et sans révolte.

Avant l'âge d'un an, ne donnez pas de lait de vache à votre bébé. Faites-lui boire du lait maternel ou du lait maternisé, qui contiennent tous les nutriments nécessaires et beaucoup moins de sel. Toutefois, à mesure que l'enfant mange plus de solides, le lait n'est plus l'aliment principal de son régime, même s'il doit en boire au moins 600 ml (2 1/2 t.) par jour (ou l'équivalent de produits laitiers). C'est une source importante de protéines et de calcium. Plusieurs parents pensent que si leur bébé crie, c'est parce qu'il veut du lait, mais en fait, plusieurs nourrissons de cet âge boivent trop de lait et ne mangent pas assez de solides. Si c'est le cas, ils sont de nouveau vite affamés.

Avec une centrifugeuse, vous pouvez préparez de merveilleux jus de fruits et de légumes pour votre tout-petit. Essayez des combinaisons: par exemple, un jus de pomme et de banane. Votre bébé devrait maintenant boire à la tasse; ne lui donnez le biberon que pour son lait au coucher.

À cet âge, ses dents ont déjà commencé à percer et, bien souvent, ses gencives endolories l'empêchent de manger beaucoup. Ne vous inquiétez pas trop: il mettra les bouchées doubles plus tard dans la journée ou le lendemain. Frottez ses gencives avec un gel calmant ou donnez-lui quelque chose de froid à mâchouiller.

Les tout-petits adorent imiter les autres. Mangez un peu avec votre bébé pendant son repas; il trouvera alors plus amusant d'avaler sa nourriture.

## *Le choix des aliments*

Vous pouvez maintenant montrer plus d'audace dans les aliments que vous préparez pour votre bébé: développez son goût pour l'ail et les fines herbes, par exemple. Un enfant sera plus tard moins difficile s'il a essayé très jeune une grande variété d'aliments. Si quelque chose lui déplaît, ne le forcez pas à en manger, mais offrez-en de nouveau un ou deux mois plus tard. Proposez-lui des menus aussi variés que possible afin qu'il ait une alimentation équilibrée. Et ne lui donnez pas trop souvent son aliment préféré, sinon il s'en fatiguera.

Votre bébé peut maintenant consommer des baies (mais passez-les à la moulinette au début pour enlever les graines indigestes). Les gelées de fruits l'intéresseront: pour les regarder, les sentir et les manger! Il aimera aussi les fruits et les légumes râpés.

Vous pouvez aussi commencer à lui faire manger des poissons gras qui sont riches en fer et en vitamines liposolubles, à l'inverse des poissons blancs. Ne servez que du poisson très frais. Les plats de poulet peuvent prendre des textures et des goûts plus intéressants. Cuisez des pâtes assez grandes pour que votre bébé puisse les prendre: boucles, spirales, coquillettes, en forme d'animaux. Augmentez les portions de pâtes cuites à 40 g (1 1/2 oz) environ.

Quand c'est possible, faites une jolie présentation pour les plats de votre bébé. Choisissez des couleurs contrastantes, disposez les aliments de façon amusante et inventez des formes de visages ou d'animaux. N'empilez pas trop de nourriture dans l'assiette, mais servez plutôt une seconde portion si votre enfant a encore faim.

### VIANDE

Une bonne viande à faire connaître au bébé est le foie, qui est un des aliments les plus nutritifs. C'est la meilleure source naturelle de fer, et il se digère facilement. Ne le cuisez pas trop parce qu'il deviendrait dur et impossible à mâcher pour votre tout-petit. Si vous n'aimez pas le foie, ne le laissez pas voir au bébé, car votre réaction pourrait le détourner de cet aliment. Mes deux enfants l'aiment beaucoup, même si mon mari et moi ne pouvons supporter son goût!

Le bœuf est une des meilleures viandes pour les tout-petits, car il est moins gras que l'agneau (vous pourrez donner de l'agneau et du porc à votre bébé vers l'âge d'un an). Choisissez toujours des coupes maigres et servez-les très bien cuites. Après la cuisson de la viande hachée pour un nourrisson, je la hache au robot de cuisine 30 secondes pour qu'elle soit plus facile à manger.

## *Textures et quantités*

Il est facile de s'habituer à ne donner que des aliments mous aux bébés, mais il vaut mieux varier la consistance de leur nourriture. Il n'est pas nécessaire de tout réduire en purée. Les nourrissons n'ont pas besoin de dents pour pouvoir mâcher; leurs gencives se chargent bien des aliments pas trop fermes. Donnez à votre enfant des aliments en purée (poisson), râpés (fromage), en dés (carottes cuites) ou entiers (morceaux de poulet, de rôtie ou de fruits mûrs).

Pour ce qui est des quantités, laissez-vous guider par l'appétit de votre bébé. Les portions des recettes constituent un guide des besoins moyens d'un tout-petit de cet âge (2 ou 3 cubes de la grandeur d'un glaçon et non plus un seul).

Vous pouvez commencer à congeler les aliments dans de plus grands contenants (ex.: pots de yogourt) bien couverts.

## *Manger avec les doigts*

Vers l'âge de neuf mois, votre bébé voudra commencer à se nourrir lui-même. Au début, vous pouvez lui donner des aliments faciles à manger avec les doigts. Ils sont merveilleux pour occuper votre enfant pendant que vous préparez son repas ou ils peuvent constituer un repas en soi.

Ne laissez jamais votre tout-petit sans supervision pendant qu'il mange. C'est facile pour lui de s'étouffer, même avec de petits morceaux d'aliments. À ne pas donner à votre bébé: noix entières, fruits avec noyaux, raisins entiers, glaçons, olives et tout autre aliment pouvant se coincer dans sa gorge.

### FRUITS CRUS

Pelez toujours les fruits et enlevez tous les noyaux et les pépins. Si votre bébé les trouve difficiles à mâcher, donnez-lui ceux qui fondent dans la bouche (bananes, pêches, fruits râpés).

Vous ne devriez lui donner des baies et des agrumes qu'en petites quantités pour commencer (enlevez autant de peau blanche des agrumes que possible).

Pendant qu'ils font leurs dents, plusieurs bébés aiment beaucoup croquer des fruits. Une banane mise au congélateur quelques heures est excellente pour soulager leurs gencives. Quand votre nourrisson peut tenir les aliments, donnez-lui de plus gros morceaux de fruits et encouragez-le à en croquer de petites parties. Mais ne le laissez pas les emmagasiner dans sa bouche (au besoin, enlevez de sa bouche les aliments qu'il n'avale pas). S'il n'a que quelques dents, offrez-lui plutôt des fruits râpés.

**FRUITS SUGGÉRÉS**

abricot, avocat, banane, bleuet, cerise, clémentine, framboise, fraise, kiwi, mangue, melon, nectarine, orange, papaye, pêche, poire, pomme, prune, raisin, tomate

### FRUITS SECS

Les fruits secs sont riches en fer. Si le fruit est trop dur pour que votre bébé le mâche, amollissez-le en le trempant au préalable dans de l'eau bouillante.

Ne lui donnez pas beaucoup de fruits secs; parfois, ils sont difficiles à digérer et ont un effet laxatif. C'est surtout le cas des raisins secs (même si les bébés les adorent).

**FRUITS SECS SUGGÉRÉS**

abricot, anneaux de pomme, croustilles de banane, dattes, pêche, poire, pruneau, raisins secs, raisins enrobés de yogourt ou de caroube

## LÉGUMES

Au début, offrez à votre tout-petit de tendres légumes cuits (de préférence à la vapeur pour préserver la vitamine C), coupés en morceaux faciles à tenir, et encouragez-le à les croquer. Puis, graduellement, cuisez-les de moins en moins pour que l'enfant s'habitue à mâcher des aliments plus fermes. Quand il aura plus de dextérité, il aimera prendre de petits légumes comme des pois ou des grains de maïs.

Lorsque votre bébé a maîtrisé l'art des légumes cuits, commencez à lui offrir des légumes crus râpés ou en bâtonnets (très bien lavés). S'il ne peut pas croquer ces derniers, il s'amusera à les mâchouiller pour soulager ses gencives endolories, surtout si vous mettez d'abord les légumes au congélateur ou dans de l'eau glacée. Les gros morceaux de légumes crus sont plus sûrs que les petits, car le bébé peut les grignoter alors qu'il pourrait s'étouffer avec les petits en tentant de les avaler.

Quand il peut bien mâcher, donnez-lui du maïs en épi: coupez l'épi en deux ou en trois ou servez-lui des épis miniatures en conserve. C'est un aliment amusant à manger et à tenir pour les bébés.

Les légumes peuvent aussi être trempés dans des sauces ou des purées. Essayez certaines des recettes de purée comme trempettes.

### LÉGUMES SUGGÉRÉS

aubergine, brocoli, carotte, céleri, champignons, choux de Bruxelles, chou, chou-fleur, courgette, haricots verts, maïs (en épi et miniature), patate douce, petits pois, pois mange-tout, poivron, pomme de terre, rutabaga

## PAIN ET BISCOTTES

Vous pouvez offrir à votre bébé des morceaux de rôtie, de biscotte ou de pain trempés dans la purée. Les tout-petits qui refusent de manger à la cuiller pourront ainsi suçoter leur repas.

Plusieurs biscottes commerciales pour bébés contiennent autant de sucre que des biscuits, même les «légères» qui en renferment plus de 15 p. cent. Mais il est facile de préparer vos propres biscottes.

Pour faire des biscottes maison, coupez une tranche de 1 cm (1/2 po) d'épais de pain complet en trois languettes. Faites dissoudre 1/8 de c. à thé de Marmite (ou 1/8 de tablette de bouillon de bœuf) dans 1 c. à thé d'eau bouillante et badigeonnez-en les languettes. Mettez au four préchauffé à 180 °C (350 °F) 15 minutes. Omettez le badigeonnage, si vous préférez, et préparez une réserve de biscottes que vous pourrez garder 3 à 4 jours dans un contenant hermétique.

Les galettes de riz existent en différentes saveurs et sont excellentes lors de la dentition, car elles sont assez solides.

## SANDWICHS MINIATURES

Les bébés adorent les petits sandwichs en forme de bâtonnets, carrés, triangles, animaux (coupés avec un emporte-pièce). Vous trouverez ci-dessous quelques idées de garnitures; référez-vous au chapitre suivant pour une liste plus complète (p. 186-187).

### GARNITURES DE SANDWICH

banane écrasée
purée de pomme et beurre d'arachide
poulet haché avec chutney aux fruits
fromage cottage et pomme râpée
fromage à la crème et
confiture de fraises
Marmite (ou bouillon) et fromage râpé
fromage, tomate et concombre râpé
sardines écrasées et ketchup

## CÉRÉALES

Les bébés aiment bien prendre et manger les morceaux de céréales. Choisissez celles qui sont enrichies de fer et de vitamines et ne sont pas additionnées de sucre.

### CÉRÉALES SUGGÉRÉES

Cheerios, Corn Flakes, Granola, Shreddies

## FROMAGE

Commencez par donner à votre bébé du fromage râpé ou coupé en tranches fines. Puis, quand il le mâche bien, offrez-lui des morceaux ou lamelles. Les fromages suivants sont très populaires: cheddar, mozzarella, édam, gouda, emmenthal, gruyère, fromage à la crème et cottage. Ne lui donnez pas ceux au goût fort, comme le bleu, le brie ou le camembert, et assurez-vous qu'il ne mange que des fromages pasteurisés.

## PÂTES

De toutes les formes et grandeurs, elles sont faciles à mâcher et très attirantes pour les bébés. Je vous propose des recettes de sauce, et presque toutes les purées de légumes peuvent aussi les accompagner. Essayez un peu de fromage râpé dessus.

Mes enfants adorent manger les spaghettis avec leurs doigts!

## VIANDE

Les tranches ou morceaux de poulet (ou de dinde) cuit sont parfaits pour manger avec les doigts. Servez aussi le poulet en sauce: celle-ci le rend plus tendre, et donc plus facile à avaler pour votre bébé.

Les petites boulettes de poulet sont un autre plat populaire (voir p. 98), tout comme les cuisses miniatures. Enlevez la peau et assurez-vous que votre tout-petit ne mange aucun os (attention: il y a un os pointu dans cette partie du poulet).

Des languettes de foie cuites à la poêle se mangent bien aussi avec les doigts: elles sont faciles à tenir et très tendres. Essayez aussi les petites boulettes de viande (voir p. 154). En général, les morceaux de steak ou de viande sont trop difficiles à mâcher pour les jeunes bébés.

### POISSON

Le poisson blanc est un aliment pour les tout-petits: il est riche en protéines, pauvre en gras et facile à mâcher. Vous pouvez le servir nature ou en sauce. Mais n'oubliez pas d'enlever toutes les arêtes.

Préparez vos propres bâtonnets et boulettes de poisson (voir p. 94, 133-134).

## *Le petit déjeuner*

Après une nuit de jeûne, le premier repas de la journée est important pour tous, surtout pour des bébés actifs! Les recettes pour cet âge contiennent des céréales plus intéressantes et plus nutritives. Les germes de blé sont excellents parsemés sur les céréales ou le yogourt, par exemple. Pour un repas nourrissant, on peut aussi combiner fruits et céréales. Plusieurs des céréales maison peuvent être mêlées à du jus de pomme au lieu du lait.

Des recherches ont démontré que l'avoine prévient l'accumulation de cholestérol dans le sang. Incluez-en dans vos recettes de pâtisserie pour toute la famille.

Vous devriez éviter les céréales commerciales à haute teneur en sucre. Ne vous laissez pas impressionner par la longue liste de vitamines ajoutées sur l'emballage. Les céréales non raffinées sont meilleures pour votre enfant.

Certaines des recettes de la section pâtisserie et desserts du chapitre 5 peuvent aussi être dégustées le matin: muffins au son avec pommes et raisins (p. 175), biscuits amusants (p. 178), salade de fruits enneigée (p. 165) ou banane royale (p. 164).

# *PETIT DÉJEUNER*

## Muesli suisse aux fruits

Variez les fruits du muesli en ajoutant, par exemple, des tranches de pêches ou de bananes au lieu des raisins, et servez-le avec ou sans lait. Vous pouvez le préparer pour toute la famille.

DONNE 6 PORTIONS D'ADULTE

*75 g (3 oz) de germes de blé*
*75 g (3 oz) de flocons d'avoine*
*475 ml (2 t.) de jus de pomme non sucré*
*2 c. à thé de jus de citron*
*1 c. à soupe de miel*
*2 pommes, pelées, sans cœur et hachées*
*2 poires, pelées, sans cœur et hachées*
*500 g (18 oz) de raisins, coupés en deux et épépinés*

Mélangez ensemble germes de blé, avoine et jus de pomme. Couvrez et réfrigérez toute la nuit. Le lendemain matin, incorporez jus de citron, miel, pommes et poires. Mettez dans un robot de cuisine et mélangez 30 secondes. Versez dans des bols et ajoutez les raisins.

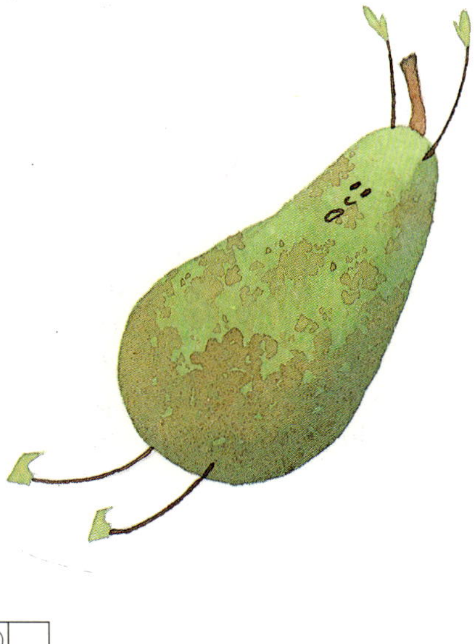

# Yogourt aux fruits

Plusieurs yogourts aux fruits commerciaux contiennent beaucoup de sucre. Il est facile de préparer le vôtre en y ajoutant les aliments favoris de votre bébé.

DONNE 2 PORTIONS D'ADULTE

*2 c. à soupe de fruits mûrs variés, hachés*
*1/2 c. à thé d'extrait de vanille*
*1 c. à thé de miel*
*150 g (5 oz) de yogourt nature*
*2 c. à soupe de jus de pomme*
*1 c. à thé de germes de blé*

Mélangez ensemble tous les ingrédients, sauf les germes de blé que vous parsèmerez sur le dessus. (Pour les bébés plus jeunes, réduisez d'abord les fruits en purée.)

# Brunch minute aux fruits

Vous pouvez le préparer en un instant, et c'est délicieux.

DONNE 4 PORTIONS D'ADULTE

*2 bananes, pelées*
*225 g (8 oz) de yogourt nature*
*2 c. à soupe de fromage à la crème*
*2 c. à soupe de crème à fouetter*
*2 c. à thé de miel (facultatif)*
*25 g (1 oz) de pruneaux en conserve, dénoyautés*
*une pincée de poudre de cannelle*

Combinez tous les ingrédients, sauf la cannelle et quelques tranches de banane, puis mélangez pour faire une purée homogène. Décorez avec les tranches de banane et la cannelle.

# Compote de fruits

J'aime la servir froide avec du yogourt le matin, mais c'est aussi un bon dessert avec de la crème glacée.

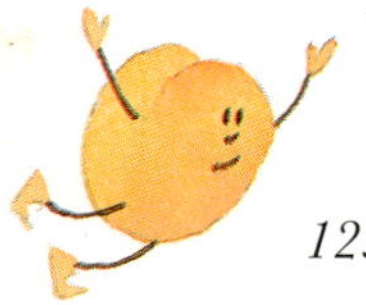

DONNE 4 PORTIONS D'ADULTE

*125 g (4 1/2 oz) chacun de pruneaux dénoyautés et d'abricots secs*
*65 g (2 1/2 oz) chacun de pommes, figues et raisins secs*
*175 ml (6 oz) de jus d'orange*
*200 ml (7 oz) d'eau*
*1/4 bâtonnet de cannelle*
*1 1/2 poire fraîche, pelée, sans cœur et en dés*
*75 g (3 oz) de yogourt nature*

Combinez tous les ingrédients, sauf poires et yogourt. Mettez ce mélange dans une casserole à fond épais et portez à ébullition, puis baissez le feu, couvrez et cuisez 30 minutes. Ajoutez les poires et faites mijoter encore 10 minutes. Retirez la cannelle et laissez refroidir la compote. Servez froid avec du yogourt.

# Corn Flakes et pomme

DONNE 2 PORTIONS

*2 c. à soupe de Corn Flakes*
*2 c. à soupe de purée de pommes* *(voir p. 24)*
*2 c. à soupe de yogourt nature*
*1 c. à thé de miel (facultatif)*

Mettez tous les ingrédients dans un robot de cuisine et mélangez jusqu'à consistance homogène (env. 30 sec.).

# Muesli aux pommes

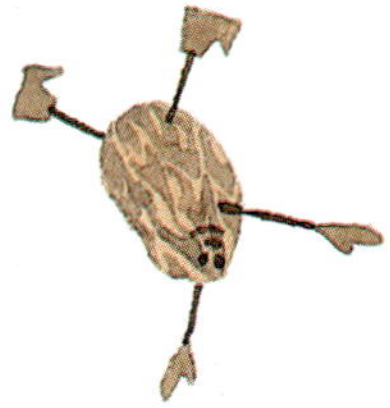

Vous pouvez modifier cette recette en ajoutant différents fruits et, quand votre bébé a plus d'un an, incluez-y quelques noix bien hachées.

DONNE 4-5 PORTIONS D'ADULTE

*100 g (4 oz) de flocons d'avoine*
*2 c. à soupe de raisins secs*
*300 ml (10 oz) de jus d'orange frais*
*2 pommes, pelées, sans cœur et râpées*
*lait, pour mélanger*
*1 c. à soupe de miel*

Mélangez avoine, raisins et jus d'orange dans un bol, couvrez et réfrigérez jusqu'au lendemain. Le matin suivant, incorporez les pommes et assez de lait et de miel pour amollir et humidifier le muesli.

# Muesli aux trois céréales

Quand votre enfant vieillit un peu, laissez-lui préparer son muesli avec ses céréales et ses fruits préférés.

DONNE 2 PORTIONS D'ADULTE

*1 c. à soupe de Cheerios*
*1 c. à soupe de Bran Flakes*
*1 Weetabix, émietté*
*4 tranches de pêches en conserve, coupées en morceaux*
*1/2 c. à soupe de raisins secs*
*1/2 petite pomme, pelée, sans cœur et en morceaux*
*1 c. à dessert de germes de blé*

Mélangez ensemble tous les ingrédients et servez avec du lait.

# Corn Flakes et yogourt

Les enfants adorent manger des portions individuelles, et les miens raffolent des céréales en boîtes miniatures. Cette recette, tout comme celle des Corn Flakes et pomme (p. 81), convient aux bébés plus vieux qui préfèrent encore leur nourriture en purée.

DONNE 2 PORTIONS

*2 c. à soupe de Corn Flakes*
*150 g (5 oz) de yogourt nature ou de vanille*
*2 c. à thé de confiture de fraises, réchauffée*

Mettez tous les ingrédients dans un robot de cuisine et mélangez, pour rendre homogène (env. 30 sec.).

# Matzo brei

Les matzos sont de grands carrés de pain sans levain ressemblant à des crackers. On peut les manger tels quels ou cuits.

DONNE 2 PORTIONS D'ADULTE

*1 matzo*
*1 œuf, battu*
*25 g (1 oz) de margarine*
*1 pincée de sucre (facultatif)*

Brisez le matzo en petits morceaux et trempez quelques minutes dans l'eau froide. Pressez pour extraire l'eau, puis ajoutez le matzo à l'œuf battu. Faites fondre la margarine dans une poêle à frire, en faisant grésiller, puis faites-y dorer le mélange de matzo et œuf des deux côtés. Parsemez de sucre si désiré.

# Pain doré

On peut le servir avec une variété de garniture: sirop d'érable, miel, beurre d'arachide, confiture. Vous pouvez aussi remplacer la vanille par de la cannelle, puis incorporer une banane mûre au lait.

DONNE 2 PORTIONS D'ADULTE

*1 œuf*
*120 ml (1/2 t.) de lait*
*1/4 c. à thé d'extrait de vanille*
*2 tranches de pain (blanc, complet ou aux raisins)*
*un peu de margarine*

Battez légèrement l'œuf, puis ajoutez-y lait et vanille. Trempez le pain dans ce mélange. Faites fondre la margarine dans une poêle à frire et faites-y dorer les tranches de pain des deux côtés (le pain complet est plus fragile et se brise facilement).

# Œuf brouillé au fromage

Vous pouvez utiliser du fromage cottage au lieu du fromage cheddar.

DONNE 1 PORTION D'ADULTE

*1œuf*
*1 c. à soupe de lait*
*15 g (1/2 oz) de margarine*
*1 c. à soupe de fromage cheddar, râpé fin*
*1 tomate, pelée et épépinée*

Battez l'œuf avec le lait. Faites fondre la margarine, puis versez le mélange d'œuf et cuisez à feu doux, en remuant sans arrêt. Quand le mélange a épaissi et est d'apparence crémeuse, ajoutez fromage et tomate hachée. Servez tout de suite.

# *FRUITS*

## Pommes au four avec raisins secs

Les pommes à cuire ont meilleur goût, mais les autres sont plus sucrées. Choisissez celles que vous préférez. Servez avec de la crème glacée ou anglaise.

DONNE 6 PORTIONS

*2 pommes*
*120 ml (1/2 t.) de jus de pomme ou eau*
*2 c. à soupe de raisins secs*
*un peu de poudre de cannelle*
*1 c. à dessert de miel ou sirop d'érable (pour les pommes à cuire)*
*un peu de beurre ou margarine*

Préchauffez le four à 180 °C (350 °F). Enlevez le cœur des pommes et piquez la peau avec une fourchette pour les empêcher d'éclater. Mettez-les dans un plat à four et versez le jus de pomme ou l'eau dans le fond. Déposez 1 c. à soupe de raisins secs au centre de chaque pomme, parsemez de cannelle et aspergez de miel ou sirop d'érable (si nécessaire). Posez une noix de beurre sur les pommes. Mettez au four environ 45 minutes.

Pour les jeunes bébés, retirez la pulpe des pommes et réduisez grossièrement en purée avec les raisins secs et un peu de liquide de cuisson.

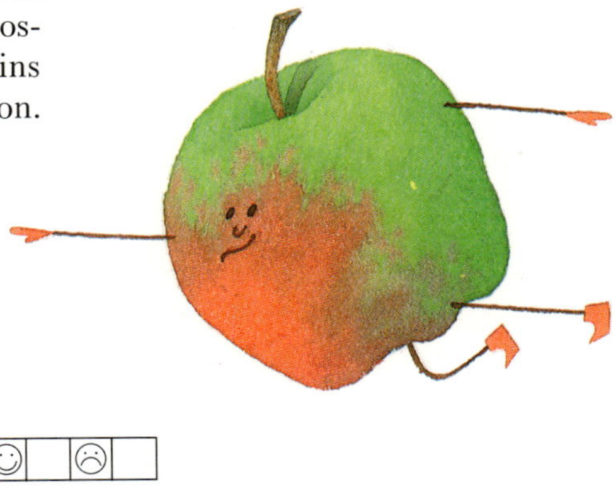

# Pommes et mûres

Ces deux fruits se marient très bien: les mûres (riches en vitamine C) colorent les pommes d'un beau rouge foncé. C'est aussi une bonne garniture pour une croustade sucrée (voir p. 167).

DONNE 8 PORTIONS

*2 pommes à cuire, pelées, sans cœur et tranchées*

*100 g (4 oz) de mûres*
*sucre au goût*

Dans une casserole, cuisez pommes et mûres avec 1 c. à soupe d'eau, jusqu'à ce que les pommes soient bien cuites (env. 10 min.). Passez le tout à la moulinette pour obtenir une purée homogène.

| ☺ | | ☹ | |
|---|---|---|---|

# Pouding au riz avec pêches

DONNE 8-10 PORTIONS

*600 ml (1 1/4 t.) de lait*
*60 g (2 1/4 oz) de riz à pouding*
*15 g (1/2 oz) chacun de sucre vanillé et roux, ou 25 g (1 oz) de sucre blanc*

*1 bâtonnet de cannelle*
*2 pêches mûres, pelées*
*1 c. à soupe comble de raisins secs*
*120 ml (1/2 t.) de jus de pêche ou pomme*

Portez le lait à ébullition, ajoutez riz, sucre et cannelle, puis laissez mijoter 1 3/4 heure, en remuant de temps à autre, pour attendrir le riz. Ou encore, cuisez 2 heures dans un plat beurré dans un four préchauffé à 150 °C (300 °F). Réduisez les pêches en purée et faites mijoter les raisins secs dans le jus. Quand le pouding est cuit, incorporez-y purée de pêches, raisins secs et jus.

| ☺ | | ☹ | |
|---|---|---|---|

# Semoule au lait à la poire

On peut aussi préparer cette recette avec des pêches ou de la purée de pommes et cannelle. Vous pouvez remplacer la semoule par des biscottes émiettées fin (sans faire bouillir le lait).

DONNE 2 PORTIONS

*1 c. à soupe de semoule*
*120 ml (1/2 t.) de lait*
*1 poire mûre, pelée, sans cœur et tranchée*
*1 c. à soupe de miel clair (facultatif)*

Mettez semoule et lait dans une casserole, puis portez à ébullition et laissez mijoter 3 à 4 minutes. Ajoutez poire et miel, puis passez le mélange à la moulinette, pour réduire en purée, ou hachez la poire très fin.

# Pouding au riz à la fraise

Le secret de cet excellent pouding est sa cuisson lente à feu doux.

DONNE 6 PORTIONS

*50 g (2 oz) de riz brun à grains courts*
*1/4 c. à thé d'extrait de vanille*
*1 c. à dessert de confiture de fraises*
*600 ml (1 1/4 t.) de lait*
*un peu de beurre*

Préchauffez le four à 150 °C (300 °F). Mettez riz, vanille et confiture dans un plat à four beurré. Versez le lait dessus, parsemez de noix de beurre et mettez au four 3 heures. Servez avec de la confiture de fraises supplémentaire, marbrée dans le pouding.

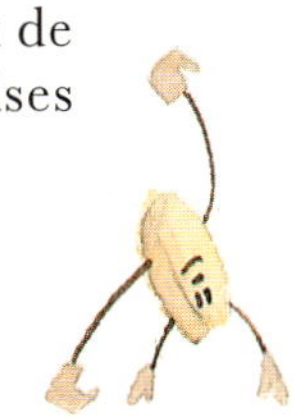

# Délice au fromage et raisins secs

Ce plat très nutritif offre une délicieuse combinaison de goûts.

DONNE 2 PORTIONS

*25 g (1 oz) de fromage gruyère*
*1/2 petite pomme, pelée*
*15 g (1/2 oz) de raisins secs*
*1 c. à soupe de fromage frais*

Râpez gruyère et pomme, puis mêlez-y raisins secs et fromage frais. Pour les jeunes bébés qui ne mastiquent pas, passez ensuite au mélangeur environ 1 minute.

☺ ☹

# Yogourt aux fruits secs

Servez chaud avec de la crème glacée à la vanille.

DONNE 12 PORTIONS

*50 g (2 oz) de pommes sèches*
*175 ml (3/4 t.) de jus de pomme naturel*
*1 poire mûre, pelée, sans cœur et hachée*
*50 g (2 oz) de pruneaux en conserve, dénoyautés et égouttés*
*150 g (5 oz) de yogourt nature*

Mettez pommes et jus de pomme dans une casserole, portez à ébullition et laissez mijoter environ 20 minutes. Après 10 minutes, ajoutez la poire. Égouttez pommes et poire, puis passez à la moulinette avec les pruneaux. Mélangez fruits et yogourt ensemble au mélangeur.

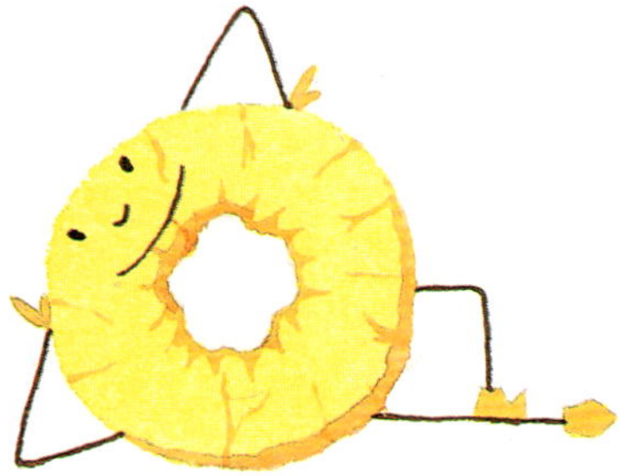

☺ ☹

# *LÉGUMES*

## Délice d'Oscar

Ce plat est appelé ainsi parce qu'il est aussi vert qu'Oscar, le personnage de l'émission *Sesame Street*. De tels noms stimulent les enfants à manger.

DONNE 10 PORTIONS

*175 g (6 oz) de courgettes, lavées et tranchées*
*100 g (4 oz) de fleurettes de chou-fleur*
*75 g (3 oz) de fleurettes de brocoli*
*25 g (1 oz) de fromage cheddar, râpé*
*1 jaune d'œuf*

Préchauffez le four à 180 °C (350 °F). Cuisez les légumes à la vapeur 7 minutes pour les attendrir, puis réduisez en purée avec fromage et jaune d'œuf. Déposez dans un plat à four beurré et mettez au four 15 à 20 minutes.

## Gratin de carottes

Vous pouvez aussi préparer cette recette avec du céleri ou du fenouil.

DONNE 6 PORTIONS

*100 g (4 oz) de carottes*
*1 œuf*
*120 ml (1/2 t.) de lait*
*40 g (1 1/2 oz) de fromage gruyère, râpé*
*1/2 c. à thé d'estragon frais (facultatif)*
*un peu de margarine*

Faites une purée de carottes (voir p. 25), ajoutez les autres ingrédients et mettez au four 10 à 15 minutes comme ci-dessus.

# Purée de lentilles et légumes

C'est une purée délicieuse que ma fille adore. Les lentilles sont riches en protéines et très faciles à préparer.

DONNE 10 PORTIONS

*1 oignon moyen, haché fin*
*75 g (3 oz) de céleri, sans fils et haché*
*100 g (4 oz) de carottes, pelées et hachées*
*huile ou margarine*
*50 g (2 oz) de lentilles rouges*
*600 ml (1 1/4 t.) de bouillon de légumes (voir p. 33) ou eau*

Faites revenir dans un peu d'huile oignon, céleri et carottes, pour attendrir (env. 10 minutes). Ajoutez les lentilles et versez dessus bouillon ou eau. Couvrez et laissez mijoter 20 minutes. Réduisez en purée au mélangeur ou à la moulinette.

# Gratin multicolore

Les bébés adorent les couleurs vives et le format minuscule de ces légumes. Amusant à manger, ce plat est un bon exercice de dextérité manuelle.

DONNE 6 PORTIONS

*25 ml (1 oz) d'huile d'olive*
*4 échalotes, pelées et hachées fin*
*1 poivron rouge, épépiné et haché fin*
*150 g (5 oz) de petits pois congelés*
*275 g (10 oz) de maïs congelé*
*100 g (4 oz) de fromage cheddar, râpé*
*1 c. à soupe de persil haché fin*

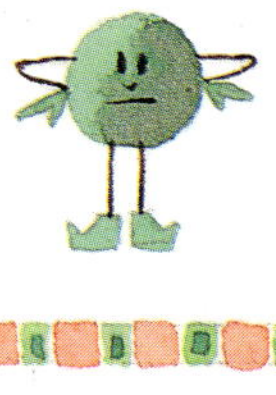
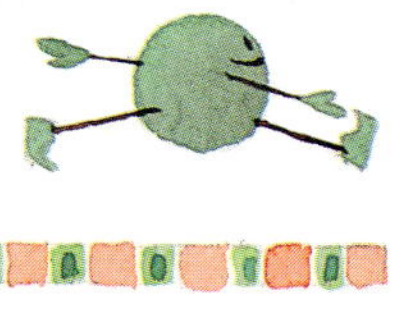

Préchauffez le four à 180 °C (350 °F). Chauffez l'huile dans une sauteuse, ajoutez échalotes et poivron, et cuisez 3 minutes. Cuisez environ 4 minutes petits pois et maïs dans l'eau bouillante, puis égouttez. Mettez les légumes dans un plat à four, parsemez de fromage et persil, et mettez au four 15 minutes.

☺ ☹

# Chou surprise

C'est une recette délicieuse, toute simple à préparer. C'est aussi un plat pour la famille à midi: augmentez alors les quantités, parsemez de cheddar ou de parmesan supplémentaire et faites dorer au gril. Ou encore, mêlez tous les ingrédients et cuisez 15 minutes au four à 180 °C (350 °F).

DONNE 6 PORTIONS

*25 g (1 oz) de riz brun*
*75 g (3 oz) de chou, en lanières*
*1 tomate, pelée, épépinée et hachée*
*un peu de margarine*
*50 g (2 oz) de fromage cheddar, râpé*

Faites cuire le riz environ 25 minutes dans l'eau, pour attendrir. Cuisez le chou dans l'eau bouillante environ 5 minutes, pour attendrir. Faites revenir la tomate dans un peu de margarine, ajoutez le chou bien égoutté et cuisez encore 2 minutes. Incorporez le fromage et cuisez à feu doux pour le faire fondre. Mélangez les légumes au riz cuit et coupez en petits morceaux.

☺ ☹

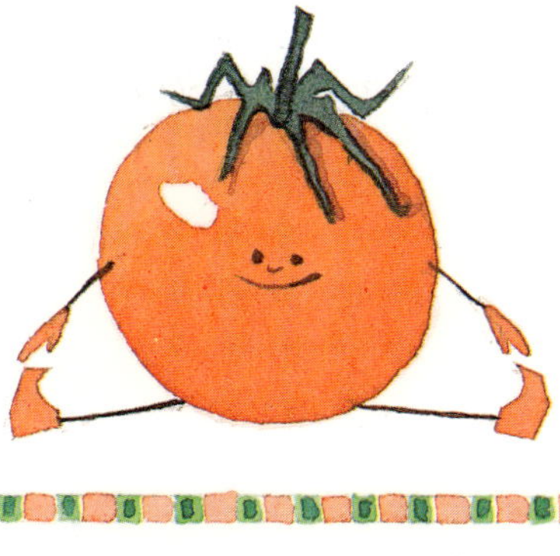

# Légumes au fromage

DONNE 12 PORTIONS

*100 g (4 oz) de fleurettes de chou-fleur*
*1 carotte, pelée et tranchée mince*
*50 g (2 oz) de petits pois en gousse*
*100 g (4 oz) de courgettes, lavées et tranchées*

Sauce au fromage
*25 g (1 oz) de margarine*
*1 1/2 c. à soupe de farine*
*120 ml (1/2 t.) de lait*
*40 g (1 1/2 oz) de fromage cheddar, râpé*

Cuisez chou-fleur et carotte à la vapeur 6 minutes, ajoutez pois et courgettes, et cuisez encore 4 minutes (pour les jeunes bébés, cuisez les légumes jusqu'à ce qu'ils soient très mous). Préparez la sauce au fromage (voir p. 59). Ensuite, écrasez, hachez ou réduisez en purée les légumes dans la sauce.

# Bâtonnets verts

Les haricots verts se mangent bien avec les doigts et sont délicieux avec cette sauce tomate. Disposez en joli motif sur l'assiette pour amuser votre bébé.

DONNE 5 PORTIONS

*1 petit oignon, haché fin*
*un peu de margarine*
*175 g (6 oz) de haricots verts, apprêtés*

*2 tomates moyennes, pelées, épépinées et hachées*
*1/2 c. à soupe de concentré de tomate*
*25 g (1 oz) de fromage gruyère, râpé*

Faites revenir l'oignon dans la margarine, pour attendrir sans dorer (env. 4 min.). Ajoutez tomates, concentré de tomate et fromage, et cuisez encore un peu. Versez la sauce sur les haricots ou hachez grossièrement.

# *POISSON*

## Plie aux fines herbes

Un plat facile à préparer, dont la saveur est scellée dans l'emballage.

DONNE 3 PORTIONS

*1 filet de plie*
*1 c. à thé d'huile d'olive*
*1 tomate moyenne, pelée, épépinée et hachée*
*1 petite courgette, lavée et tranchée*
*1 c. à dessert de ciboulette hachée*
*1 brin chacun de persil, estragon et cerfeuil (facultatif)*
*quelques gouttes de jus de citron*

Préchauffez le four à 180 °C (350 °F). Déposez la plie sur une grande feuille d'aluminium huilée. Mélangez tous les autres ingrédients ensemble, puis disposez sur le poisson. Enveloppez le poisson en scellant bien. Mettez au four environ 12 minutes, ou jusqu'à ce que le poisson se défasse en morceaux à la fourchette. Enlevez les fines herbes et écrasez à la fourchette.

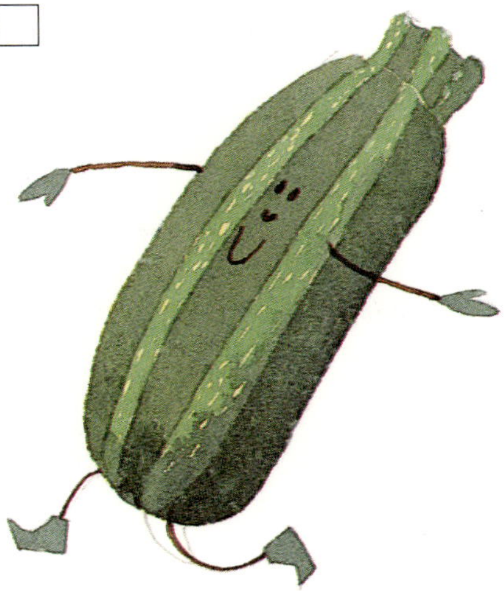

# Bâtonnets de sole

Ces bâtonnets de sole sont amusants à manger pour les tout-petits. Vous pouvez les servir nature ou avec une sauce tomate maison, qui servira de trempette. Réduisez en purée 3 tomates pelées et épépinées avec 1 échalote revenue dans l'huile, 1 c. à soupe de concentré de tomate, 1 c. à dessert de lait et 1 c. à thé de basilic haché fin.

Ces bâtonnets de poisson sont bien meilleurs pour votre bébé que ceux vendus en magasin, qui sont pleins de colorant et d'additifs. Si vous ne les utilisez pas tous, il vaut mieux les congeler avant de les faire cuire.

Les Corn Flakes émiettés font aussi une panure délicieuse pour d'autres poissons: aiglefin, morue, etc.

DONNE 8 PORTIONS

*1 échalote, pelée et hachée fin*
*1 c. à dessert de jus de citron*
*1 c. à soupe d'huile végétale*
*1 sole, en filets et sans peau*
*1 œuf*
*1 c. à dessert de lait*
*farine*
*Corn Flakes émiettés*
*un peu de beurre (ou margarine)*

Mélangez ensemble échalote, jus de citron et huile. Faites mariner 1 heure les filets de poisson dans ce mélange. Retirez les filets de la marinade et coupez en 4 ou 5 languettes diagonales, selon leur grandeur. Battez l'œuf avec le lait. Enrobez les languettes d'abord de farine, puis d'œuf battu et enfin de panure de Corn Flakes. Faites frire les bâtonnets dans le beurre, pour dorer des deux côtés. Le temps de cuisson ne devrait pas dépasser 5 minutes.

# Filets de sole aux raisins

Les fruits et le poisson s'harmonisent bien, et le goût sucré des raisins donne à la sole une saveur délicieuse, dont les bébés raffolent.

DONNE 4 PORTIONS

*2 filets de sole (ou 1/2 sole)*
*1 petite échalote, pelée et hachée fin*
*25 g (1 oz) de champignons, lavés et tranchés fin*
*1 c. à thé de persil haché*

*150 ml (5 oz) de lait*
*15 g (1 oz) de margarine*
*1 c. à dessert de farine*
*6 raisins, pelés, coupés en deux et épépinés*

Préchauffez le four à 180 °C (350 °F). Déposez les filets de sole dans un plat avec échalote, champignons et persil, puis versez le lait dessus. Mettez au four 8 à 10 minutes, ou couvrez le plat et cuisez 3 1/2 minutes au micro-ondes à haute intensité.

Faites une sauce épaisse avec margarine, farine et lait (voir p. 59). Hachez les raisins et mettez-les dans la sauce. Quand le poisson est cuit, coupez en petits morceaux et versez la sauce dessus.

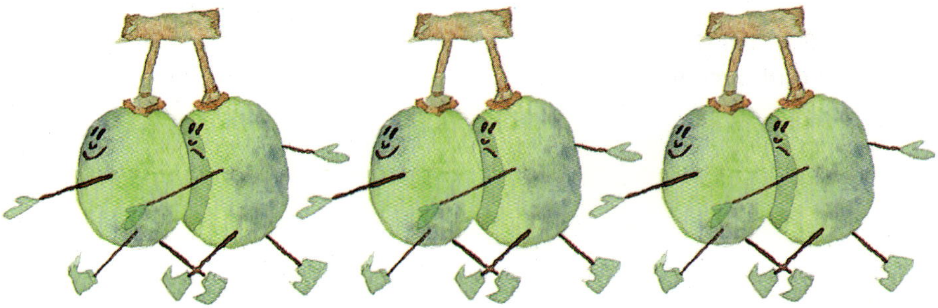

# Aiglefin et légumes au fromage

Les bébés aiment les couleurs vives et sont attirés par le jaune du maïs, le rouge de la tomate et le vert du poireau de ce plat. Ne cuisez pas trop le poisson ou il sera sec. Une fois cuit, le poisson se défait en morceaux à la fourchette et, mêlé à la sauce au fromage, il est facile et agréable à manger pour votre tout-petit.

DONNE 6 PORTIONS

*175 g (6 oz) de filet d'aiglefin, sans peau*
*un peu de margarine*
*quelques gouttes de jus de citron*
*25 g (1 oz) de poireau, lavé et en lanières*
*50 g (2 oz) de maïs*
*1 tomate, pelée, épépinée et hachée*

Sauce au fromage
*15 g (1/2 oz) de margarine*
*1 c. à dessert de farine*
*175 ml (3/4 t.) de lait*
*25 g (1 oz) de fromage cheddar, râpé*

Préchauffez le four à 180 °C (350 °F). Déposez le poisson dans un plat, parsemez de noix de margarine et aspergez de jus de citron. Mettez au four 8 à 10 minutes, ou couvrez et cuisez 4 minutes au micro-ondes à haute intensité.

Faites revenir le poireau 2 minutes dans un peu de margarine. Cuisez le maïs environ 6 minutes dans l'eau bouillante, pour attendrir. Préparez la sauce au fromage (voir p. 59). Défaites le poisson en morceaux à la fourchette et incorporez à la sauce avec légumes et tomate.

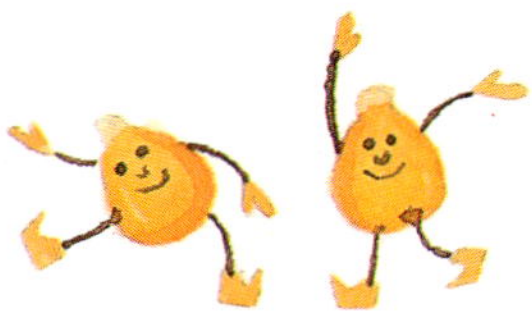

# Saumon à la ciboulette

Le saumon est facile à apprêter. Je propose ici de le cuire lentement au four avec des légumes et fines herbes dans une feuille d'aluminium, pour faire ressortir sa saveur.

DONNE 5 PORTIONS

*100 g (4 oz) de filet de saumon*
*1 c. à dessert de jus de citron*
*1/2 petit oignon, pelé et tranché*
*1/2 feuille de laurier*
*1 petit champignon, lavé et tranché*
*1/2 petite tomate, coupée en morceaux*
*1 brin de persil*
*un peu de beurre*

Sauce à la ciboulette
*7 g (1/4 oz) de margarine*
*1 c. à dessert de farine*
*150 ml (5 oz) de lait*
*jus de cuisson du poisson*
*1 c. à dessert de ciboulette hachée*

Préchauffez le four à 160 °C (325 °F). Enveloppez le poisson dans une feuille d'aluminium avec les autres ingrédients. Mettez au four 20 minutes. Préparez une sauce béchamel épaisse avec margarine, farine et lait (voir p. 59).

Quand le saumon est cuit, retirez de l'aluminium et égouttez le jus de cuisson, en ajoutant celui-ci à la sauce. Puis incorporez-y la ciboulette. Défaites le poisson en morceaux et versez la sauce dessus.

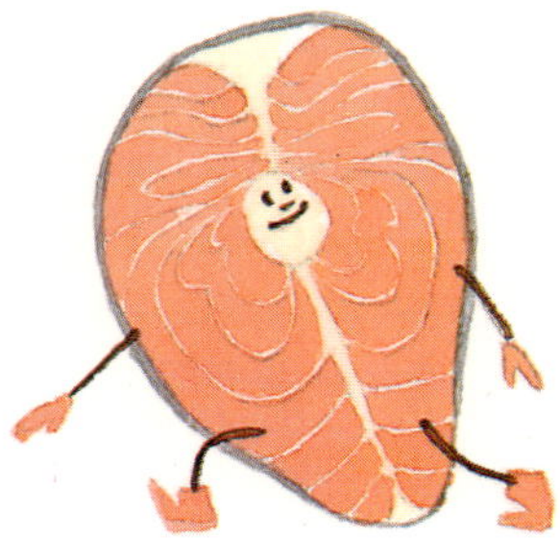

# *POULET*

## Poulet et pomme

Le goût de la pomme rend ce plat très attirant pour les tout-petits.

DONNE 2 PORTIONS

*1/2 pomme, pelée, sans cœur et tranchée*
*1/2 petite poitrine de poulet, cuite et hachée*
*un peu de margarine*
*quelques gouttes de jus de citron*

Cuisez la pomme dans une casserole à feu doux avec un peu d'eau, pour attendrir. Mélangez poulet et pomme écrasée, puis ajoutez-y margarine et jus de citron.

## Boulettes de pomme et poulet

Ces boulettes sont délicieuses et simples à préparer: la pomme s'harmonise bien au poulet et l'empêche de sécher. À manger avec les doigts.

DONNE 10 BOULETTES

*3 poitrines ou 6 cuisses de poulet, désossées et sans peau*
*1 grosse pomme, pelée*
*1 c. à soupe de jus de citron*
*1/2 petit oignon, pelé et haché fin*
*1 c. à soupe de thym ou persil frais haché*
*1 petit œuf, battu*
*1 pincée de fines herbes sèches mélangées*
*farine*
*huile végétale*

Hachez le poulet très fin au robot de cuisine. Râpez la pomme et aspergez de jus de citron. Mélangez bien ensemble poulet, pomme, oignon, thym (ou persil), fines herbes et assez d'œuf battu pour humidifier. Façonnez en petites boulettes et enrobez-les de farine. Chauffez l'huile dans une sauteuse et, quand elle est très chaude, faites frire les boulettes jusqu'à ce qu'elles soient dorées et bien cuites (env. 6 min.).

# Poulet «bang bang»

J'appelle ce plat ainsi parce que mon fils aime bien m'aider à aplatir le poulet en frappant avec le maillet! Vous pouvez préparer ces bâtonnets de poulet à l'avance. Avant de faire frire le poulet, enveloppez chaque languette séparément et congelez. Sortez 1 ou 2 languettes à la fois pour un repas de poulet frais cuit.

DONNE 8 PORTIONS

*2 poitrines de poulet, désossé et sans peau*
*3 tranches de pain complet*
*1 c. à soupe de fromage parmesan (facultatif)*
*1 c. à soupe de persil haché (facultatif)*
*2 c. à soupe de farine*
*1 œuf, battu*
*huile végétale*

Couvrez le poulet de papier sulfurisé et aplatissez avec un maillet ou un rouleau à pâtisserie. Réduisez le pain en panure au robot de cuisine. Si vous utilisez du parmesan et du persil, incorporez-les à la panure.

Enrobez le poulet de farine, puis d'œuf et enfin de panure. Faites frire dans l'huile 3 à 4 minutes de chaque côté, pour dorer et bien cuire. Égouttez bien et laissez refroidir. Coupez le poulet en languettes que votre bébé mangera avec ses doigts.

# Poulet en sauce tomate

Servez ce plat savoureux avec du riz.

DONNE 3 PORTIONS

*1 poitrine de poulet, avec os et sans peau*
*un peu de margarine*
*1 oignon, pelé et haché fin*
*1 branche de céleri de 2,5 cm (1 po), hachée fin*
*1 c. à soupe de farine*
*1 c. à dessert de concentré de tomate*
*85 ml (3 oz) de bouillon de poulet* *(voir p. 62)*
*50 g (2 oz) de petits champignons, lavés et tranchés*
*1 grosse tomate, épépinée et hachée fin*
*1 bouquet garni*

Préchauffez le four à 180 °C (350 °F). Faites frire le poulet dans un peu de margarine, pour dorer (env. 5 minutes). Dans une autre poêle, faites revenir oignon et céleri dans un peu de margarine, pour attendrir. Ajoutez la farine et remuez pour obtenir une pâte. Incorporez concentré de tomate et bouillon de poulet, puis portez à ébullition. Faites revenir les champignons dans un peu de margarine 2 minutes.

Mettez le poulet dans un petit plat, versez dessus la sauce tomate et ajoutez tomate hachée, champignons et bouquet garni. Mettez au four 35 minutes. Quand c'est cuit, retirez le bouquet garni, désossez le poulet et coupez en morceaux ou languettes.

# Poulet avec jardinière de légumes

À la fin de l'été, on trouve plusieurs variétés de courges: elles sont toutes délicieuses. Vous pouvez aussi préparer cette recette avec des courgettes seulement.

DONNE 3 PORTIONS

*1 poitrine de poulet, avec os et sans peau*
*huile végétale*
*120 ml (1/2 t.) de bouillon de poulet*
*(voir p. 62)*
*2 courgettes, lavées et hachées fin*
*1/4 poivron rouge, épépiné et haché fin*
*1 échalote, pelée et hachée fin*
*1 petit morceau de courge jaune, haché fin*
*1/2 c. à soupe de basilic haché*

Faites frire le poulet environ 5 minutes dans un peu d'huile, puis versez le bouillon dessus et laissez mijoter 10 minutes. Ajoutez tous les légumes et le basilic, couvrez et cuisez encore 10 minutes. Puis désossez le poulet, coupez la chair en très petits morceaux et servez avec les légumes et le bouillon. Si nécessaire, vous pouvez réduire en purée au mélangeur ou robot de cuisine.

# Poulet pané

On peut utiliser les Corn Flakes de plusieurs façons, et je m'en sers souvent pour enrober le poulet et le poisson.

DONNE 6 PORTIONS

*1 œuf, battu*
*2 c. à soupe de lait*
*50 g (2 oz) de Corn Flakes, émiettés*
*2 poitrines de poulet, désossées et sans peau*
*25 g (1 oz) de margarine, fondue*

Préchauffez le four à 180 °C (350 °F). Mélangez ensemble œuf battu et lait dans un plat. Dans un autre, mettez les Corn Flakes émiettés. Enrobez le poulet d'abord d'œuf, puis de panure. Déposez-le dans un plat à four beurré et versez dessus la margarine fondue. Mettez au four 1 heure.

# Poulet et légumes d'hiver

Un plat facile et rapide à préparer, qui a une délicieuse saveur de poulet. Servez avec une purée de pommes de terre.

DONNE 6 PORTIONS

*2 poitrines de poulet, avec os et sans peau*
*un peu de farine*
*huile végétale*
*1 petit oignon, pelé et haché fin*
*1 blanc de poireau, lavé et tranché*
*1 carotte, pelée et tranchée*
*1 tige de céleri, apprêtée et tranchée*
*300 ml (1 1/4 t.) de bouillon de poulet*
*(voir p. 62)*

Préchauffez le four à 180 °C (350 °F). Coupez les poitrines de poulet en deux, enrobez de farine et faites dorer 3 à 4 minutes dans un peu d'huile. Dans une autre poêle, faites revenir 5 minutes oignon et poireau dans un peu d'huile, pour attendrir et dorer. Mettez le poulet, tous les légumes et le bouillon dans un plat à four. Mettez au four 1 heure et remuez à mi-cuisson.

Désossez le poulet et coupez la chair et les légumes en petits morceaux ou réduisez en purée à la moulinette ou au mélangeur avec le jus de cuisson.

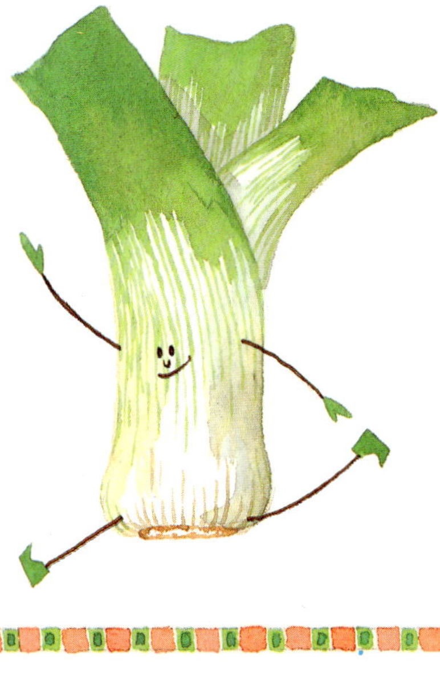

# *VIANDE*

## Bœuf aux carottes

Le goût riche et savoureux de ce plat résulte de la cuisson lente de la viande, pour l'attendrir et lui donner la saveur des oignons et des carottes.

DONNE 10 PORTIONS

*2 oignons moyens, pelés et tranchés*
*huile végétale*
*350 g (12 oz) de bœuf à ragoût maigre, sans gras et coupé en petits morceaux*
*2 carottes moyennes, pelées et tranchées*
*1 tablette de bouillon de bœuf, émiettée ou 1 c. à thé de Marmite*
*1 c. à soupe de persil haché*
*600 ml (2 1/2 t.) d'eau*
*2 grosses pommes de terre, coupées en quartiers*

Préchauffez le four à 180 °C (350 °F). Faites dorer les oignons dans un peu d'huile, puis ajoutez la viande et faites brunir de toutes parts. Déposez viande et oignons dans un plat à four et ajoutez tous les ingrédients, sauf les pommes de terre. Couvrez et mettez au four. Après 30 minutes, diminuez la chaleur à 160 °C (325 °F) et cuisez encore 3 1/2 heures. Une heure avant la fin de la cuisson, ajoutez les pommes de terre. (Si la viande s'assèche trop pendant la cuisson, ajoutez un peu d'eau.)

Hachez la viande très fin au robot de cuisine ou au mélangeur. Pour varier, vous pouvez aussi inclure des champignons et des tomates à ce plat, en les ajoutant 1/2 heure avant la fin de la cuisson.

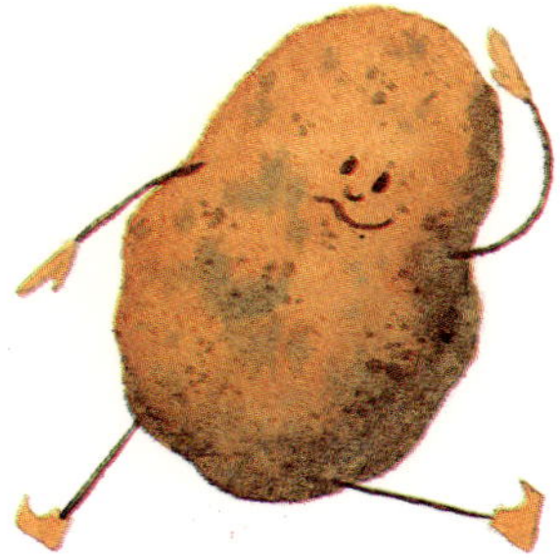

# Sauté de foie de veau

Le foie est un excellent aliment pour les enfants: de préparation facile, il se digère bien et contient beaucoup de fer. De nombreuses personnes n'aiment pas son goût, mais mes bébés l'ont tout de suite adoré! Servez ce plat avec une purée de pommes de terre.

DONNE 8 PORTIONS

*1 petit oignon, pelé et haché*
*huile végétale*
*1 grosse carotte (ou 2 petites), pelée et hachée*
*225 g (8 oz) de foie de veau, sans gras et tranché*
*2 grosses tomates, pelées, épépinées et hachées*
*1 c. à soupe de bouillon de légumes (voir p. 33)*
*1 c. à dessert de persil haché*

Faites revenir l'oignon dans un peu d'huile, pour rendre translucide. Ajoutez les carottes et cuisez encore 4 minutes. Puis incorporez foie, tomates, bouillon et persil, et laissez mijoter 15 à 20 minutes à feu doux. Puis coupez le foie en petits morceaux et passez quelques secondes au mélangeur pour réduire en purée.

| ☺ | | ☹ | |
|---|---|---|---|

# Ragoût de veau

Un plat délicieux de veau, de légumes et de fines herbes. Pour un repas familial, augmentez tout simplement les quantités.

DONNE 3 PORTIONS

*1 petit oignon, haché fin*
*1 carotte, grattée et tranchée*
*1/2 branche de céleri, tranchée*
*huile végétale*
*100 g (4 oz) de veau à ragoût maigre*
*1 brin de romarin*
*1 brin de persil*
*120 ml (1/2 t.) d'eau*

Dans un faitout, faites revenir 3 minutes oignon, carotte et céleri dans un peu d'huile. Coupez le veau en morceaux et ajoutez aux légumes, avec fines herbes et eau. Couvrez et faites mijoter à feu doux 1 heure (en remuant 1 fois). Quand c'est cuit, retirez les fines herbes et hachez veau et légumes au robot de cuisine.

# Mini-steak

Voici une bonne façon de familiariser votre bébé avec la viande. Plus tard, hachez simplement le steak au robot de cuisine pour que votre bébé puisse bien le mâcher et l'avaler. Vous pouvez aussi omettre la pomme de terre.

DONNE 3 PORTIONS

*1 pomme de terre moyenne, pelée*
*un peu de margarine*
*1 échalote (ou 1 oignon), pelée et hachée fin*
*50 g (2 oz) de steak dans le filet*
*50 g (2 oz) de petits champignons, lavés et hachés*
*1 tomate moyenne, pelée, épépinée et hachée*
*2 c. à soupe de lait*

Cuisez bien la pomme de terre dans l'eau. Faites fondre la margarine et badigeonnez-en une feuille d'aluminium. Parsemez dessus l'échalote et mettez au gril chaud 4 minutes, pour attendrir. Badigeonnez le steak de margarine et échalote, puis parsemez dessus tomate et champignons. Cuisez au gril 3 minutes de chaque côté. Écrasez la pomme de terre avec le lait, puis réduisez en purée au mélangeur avec le steak. Pour une purée plus homogène, passez plutôt à la moulinette.

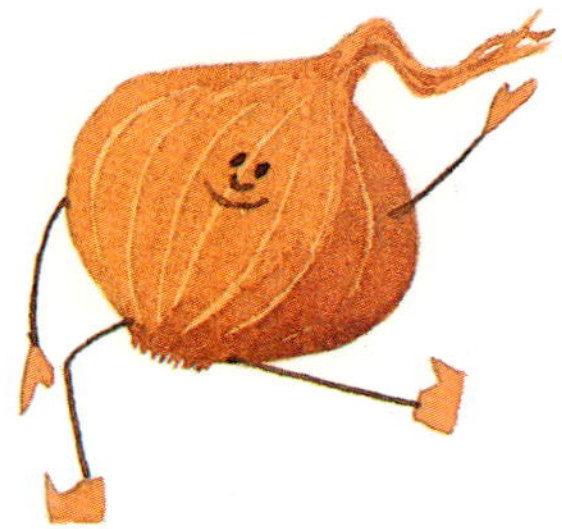

# Hachis Parmentier junior

Très réconfortant pour les enfants, c'est un plat d'hiver qu'on appelle aussi «pâté chinois» pour des raisons obscures. Cette version est conçue pour les jeunes bébés (pour les plus vieux, voir p. 155).

DONNE 4 PORTIONS

*1/4 oignon, pelé et haché fin*
*1 petite gousse d'ail, hachée fin (facultatif)*
*huile végétale*
*1/4 poivron vert, épépiné et haché fin*
*100 g (4 oz) de bœuf haché maigre*
*1 c. à thé chacun de persil et de basilic*
*1 tomate, pelée, épépinée et hachée*
*1 pomme de terre moyenne, pelée*
*2 c. à soupe de lait*

Faites revenir environ 5 minutes dans un peu d'huile oignon et ail, pour attendrir. Ajoutez le poivron et cuisez encore 3 minutes. Puis incorporez viande, persil et basilic, et remuez bien pour faire brunir la viande. Ajoutez la tomate et 1 c. à soupe d'eau, couvrez et continuez la cuisson à feu doux 15 à 20 minutes, pour que la viande soit bien cuite.

Cuisez bien la pomme de terre, puis écrasez-la avec le lait. Puis passez pomme de terre et mélange de viande à la moulinette pour obtenir une purée très fine.

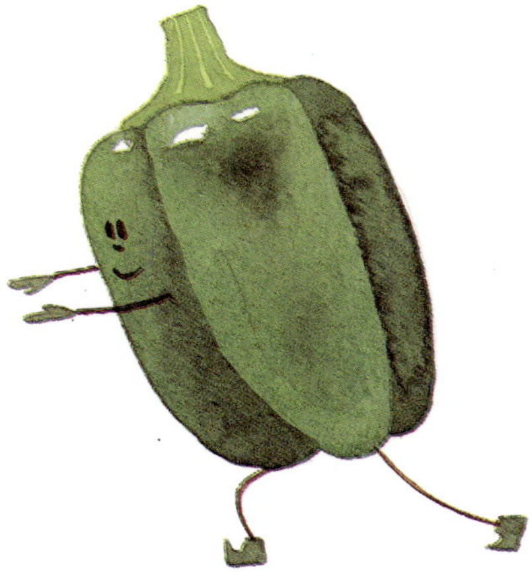

# Risotto à la viande et aux légumes

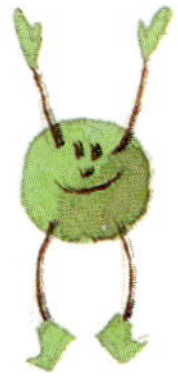

*1/2 oignon, pelé et haché fin*
*1 carotte, grattée et hachée fin*
*huile végétale*
*225 g (8 oz) de bœuf haché maigre*
*1 1/2 c. à soupe de ketchup*
*quelques gouttes de sauce Worcestershire*

Riz
*50 g (2 oz) de riz brun*
*450 ml (15 oz) de bouillon de poulet*
*(voir p. 62)*
*1/2 poivron rouge, épépiné et haché fin*
*75 g (3 oz) de petits pois, frais ou congelés*

DONNE 8 PORTIONS

Mettez le riz dans une casserole et couvrez de bouillon de poulet. Portez à ébullition et faites mijoter 15 minutes. Incorporez poivron et pois, et cuisez encore 5 minutes.

Entre-temps, faites revenir oignon et carotte dans un peu d'huile végétale 3 minutes. Ajoutez la viande et cuisez, en remuant, pour bien brunir. Incorporez ketchup et sauce Worcestershire, puis cuisez à feu doux 10 minutes. Hachez la viande au robot de cuisine environ 30 secondes, pour qu'elle soit plus facile à mâcher pour votre bébé. Mettez la viande dans une casserole, incorporez le riz (avec le bouillon de poulet) et cuisez à feu doux 3 à 4 minutes.

| ☺ | | ☹ | |
|---|---|---|---|

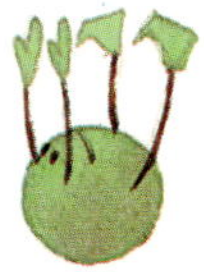

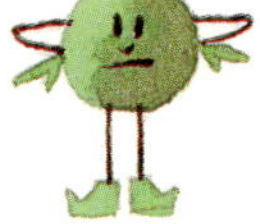

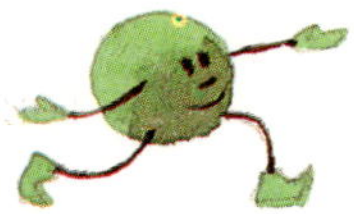

# *PÂTES*

## Tagliatelles aux légumes et saumon

Pâtes et poisson se combinent bien; utilisez du saumon frais ou en conserve.

DONNE 8 PORTIONS DE SAUCE

*50 g (2 oz) de petits champignons*
*1 grosse tomate, épépinée et hachée*
*un peu de margarine ou huile*
*1 petite carotte*
*75 g (3 oz) de fleurettes de brocoli*
*50 g (2 oz) de pois mange-tout, sans fils et coupés en morceaux*
*75 g (3 oz) de maïs*
*100 g (4 oz) de saumon*

Sauce au fromage
*15 g (1 1/2 oz) de beurre*
*1 c. à soupe de farine*
*1/2 c. à thé de poudre de moutarde*
*250 ml (1/2 t.) de lait*
*50 g (2 oz) de fromage cheddar fort, râpé*
*1/2 c. à soupe de persil haché*
*1 c. à soupe de parmesan frais râpé*

Faites revenir champignons et tomate dans un peu de margarine ou d'huile. Coupez la carotte en petites languettes. Cuisez à la vapeur brocoli et pois pour qu'ils soient *al dente,* et ajoutez le maïs pour les 3 dernières minutes de cuisson. Préparez la sauce au fromage (voir p. 59). Incorporez à la sauce légumes et saumon, mêlez aux tagliatelles cuites et parsemez de parmesan. Hachez plus ou moins fin.

## Sauce bolognaise à l'aubergine

Les bébés un peu plus vieux adorent les spaghettis. Une portion équivaut environ à 40 g (1 1/2 oz) cuits ou à 15-20 g (1/2-3/4 oz) secs.

DONNE 12 PORTIONS DE SAUCE

*1 aubergine, pelée et tranchée*
*sel*
*1 oignon moyen, haché fin*
*1/4 gousse d'ail, hachée fin*
*huile végétale*
*450 g (1 lb) de viande hachée maigre*
*2 c. à soupe de concentré de tomate*
*4 tomates, pelées, épépinées et hachées*
*1/4 c. à thé de fines herbes mélangées*
*2 c. à soupe de farine*
*450 ml (15 oz) de bouillon de poulet (voir p. 62)*
*100 g (4 oz) de champignons, tranchés*

Parsemez l'aubergine d'un peu de sel et laissez dégorger 30 minutes. Rincez bien et asséchez. Faites revenir oignon et ail dans un peu d'huile, puis ajoutez la viande et cuisez pour faire brunir. Hachez au robot de cuisine. Remettez dans la poêle et incorporez concentré de tomate, tomates, fines herbes, farine et bouillon. Portez à ébullition et laissez mijoter 45 minutes. Faites dorer les aubergines, puis, après les avoir asséchées, hachez-les au robot de cuisine. Faites revenir les champignons dans l'huile, puis ajoutez avec l'aubergine à la sauce.

# Sauce au poulet

DONNE 3 PORTIONS DE SAUCE

*1 poitrine de poulet, désossée et sans peau*
*un peu de margarine, fondue*
*1 morceau de 2,5 cm (2 po) de blanc de poireau, tranché*
*3 tomates, pelées, épépinées et hachées*

Badigeonnez le poulet de margarine et mettez au gril 20 minutes (ou cuisez à la poêle environ 10 minutes). Faites revenir le poireau 5 minutes dans un peu de margarine. Ajoutez les tomates et cuisez encore 2 à 3 minutes. Hachez le poulet fin et incorporez aux légumes et aux pâtes cuites (ou réduisez en purée, si nécessaire).

# Sauce tomate au fromage

Délicieuse sur les pâtes ou les légumes cuits. Servez 25 g (1 oz) de pâtes cuites et 50 g (2 oz) de légumes par portion.

DONNE 3 PORTIONS DE SAUCE

*1 petit oignon, haché fin*
*huile végétale*
*3 tomates moyennes, pelées, épépinées et hachées*
*50 g (2 oz) de fromage blanc*
*40 g (1 1/2 oz) de fromage cheddar, râpé*
*50 ml (1/4 t.) de lait*

Faites revenir l'oignon dans un peu d'huile, pour attendrir. Ajoutez les tomates et cuisez encore 2 à 3 minutes. Incorporez fromage blanc, fromage cheddar et lait, et remuez jusqu'à épaississement. Passez à la moulinette pour obtenir une sauce homogène. Versez sur des pâtes ou des légumes (hachés, si nécessaire).

# Sauce aux champignons, tomates et courgettes

Cette sauce colle aux pâtes: choisissez celles que votre bébé peut manger avec les doigts. Pour le nourrir à la cuiller, prenez de minuscules pâtes ou des spaghettis (que vous hacherez).

DONNE 4 PORTIONS DE SAUCE

*25 g (1 oz) de margarine*
*1 c. à soupe de farine*
*175 ml (3/4 t.) de lait*
*100 g (4 oz) de petits champignons, lavés et tranchés*
*2 courgettes, lavées et tranchées*
*2 tomates moyennes, pelées, épépinées et hachées*
*1 c. à thé de basilic haché*

Pour la sauce béchamel, utilisez la moitié de la margarine, farine et lait (voir p. 59). Faites revenir les champignons dans un peu de margarine 2 minutes. Incorporez à la sauce et réduisez en purée au mélangeur. Faites cuire les courgettes environ 20 minutes à la vapeur. Faites revenir tomates et basilic dans un peu de margarine 1 minute. Versez la sauce aux champignons sur les pâtes cuites, puis incorporez-y tomates et courgettes.

# Salades de coquillettes

Pour varier, remplacez les coquillettes par d'autres pâtes aussi amusantes et utilisez des légumes différents (ex.: maïs, poivron rouge). Grillez les graines de sésame dans une poêle (sans gras).

DONNE 3 PORTIONS

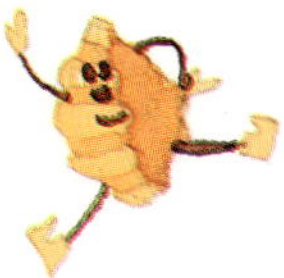

Salade de poulet

*1 poitrine de poulet, cuite*
*1 tomate, pelée, épépinée et hachée*
*1/4 concombre, haché*
*1 c. à dessert de mayonnaise*
*1 c. à dessert de fromage cottage*
*1 c. à thé de ketchup*
*50 g (2 oz) de coquillettes cuites*
*1 c. à soupe de graines de sésame grillées*

Salade de poisson

*100-175 g (4-6 oz) de thon ou saumon, égoutté*
*2 c. à soupe de mayonnaise*
*75 g (3 oz) de maïs*
*1 grosse tomate, pelée, épépinée et hachée*
*1 oignon vert, haché très fin*
*50 g (2 oz) de coquillettes cuites*
*2 c. à soupe de graines de sésame grillées*

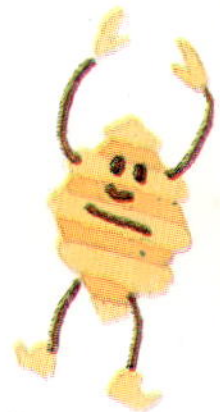

Choisissez une salade ou l'autre. Mélangez tous les ingrédients, sauf les graines de sésame que vous parsèmerez sur le dessus.

# MENU DE NEUF À DOUZE MOIS

| | *Matin* | *Sieste* | *Midi* |
|---|---|---|---|
| *Jour 1* | Muesli suisse aux fruits<br>Yogourt aux fruits secs<br>Lait | Lait | Boulettes de pomme et poulet<br>Crudités<br>Pouding au riz à la fraise<br>Jus |
| *Jour 2* | Weetabix<br>Fromage et rôtie<br>Fruit<br>Lait | Lait | Mini-steak<br>Gelée<br>Jus |
| *Jour 3* | Œuf brouillé et rôtie<br>Fruit avec fromage cottage<br>Lait | Lait | Aiglefin à l'orange<br>Pommes au four avec raisins secs<br>Jus |
| *Jour 4* | Délice au fromage et raisins secs<br>Cheerios (ou autres céréales)<br>Fruit<br>Lait | Lait | Sauté de foie de veau<br>Gratin multicolore (légumes)<br>Purée de papaye<br>Jus |
| *Jour 5* | Pain doré<br>Compote de fruits<br>Lait | Lait | Poulet «bang bang»<br>Chou surprise<br>Gelée<br>Jus |
| *Jour 6* | Muesli suisse aux fruits<br>Yogourt aux fruits secs<br>Lait | Lait | Bœuf aux carottes<br>Banane au four<br>Jus |
| *Jour 7* | Œuf brouillé au fromage<br>Yogourt aux fruits<br>Lait | Lait | Poulet et légumes d'hiver<br>Semoule au lait à la poire<br>Jus |

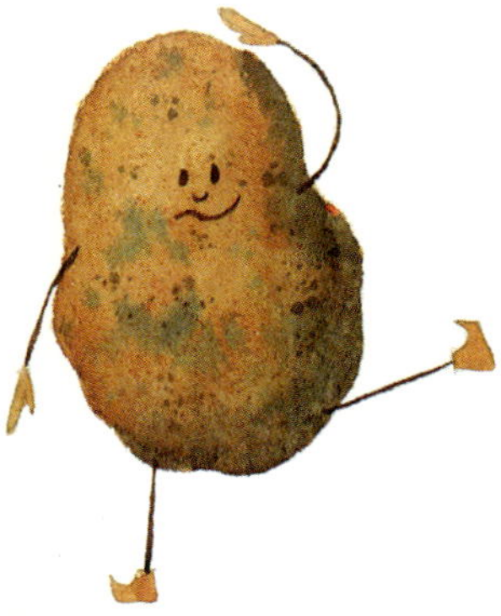

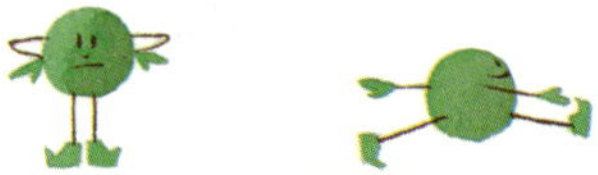

| *Collation* | *Soir* | *Coucher* |
|---|---|---|
| Chou surprise<br>Fruit<br>Lait | Sandwichs miniatures<br>Crudités<br>Jus | Lait |
| Pâtes sauce napolitaine<br>Purée de courgette<br>avec fromage cottage<br>Lait | Fruit avec petit suisse<br>Biscotte<br>Jus | Lait |
| Pâtes et légumes avec<br>sauce tomate au fromage<br>Gelée de fruits au yogourt<br>Lait | Purée de poireaux et<br>pommes de terre<br>Fruit<br>Jus | Lait |
| Plie aux fines herbes<br>Pomme et mûres<br>Lait | Crudités et trempette<br>Yogourt<br>Jus | Lait |
| Bâtonnets de sole,<br>morceaux de légumes cuits<br>Pouding au riz à la fraise<br>Lait | Légumes au fromage<br>Fruit<br>Jus | Lait |
| Pâtes Popeye<br>Compote de pommes<br>Lait | Gratin de carottes<br>Gelée de fruits au yogourt<br>Jus | Lait |
| Purée de lentilles et légumes<br>Fromage<br>Fruit<br>Lait | Pâtes avec sauce aux champignons,<br>tomates et courgettes<br>Compote de pommes<br>Biscotte, Jus | Lait |

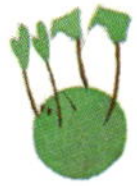

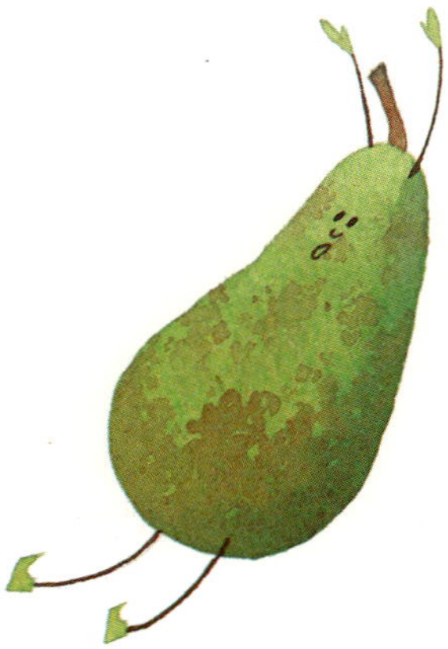

CHAPITRE CINQ

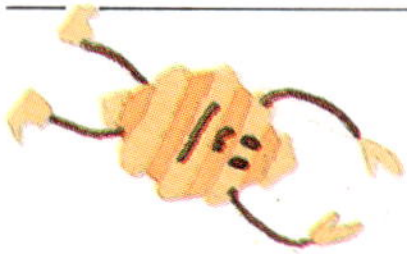

# APRÈS UN AN

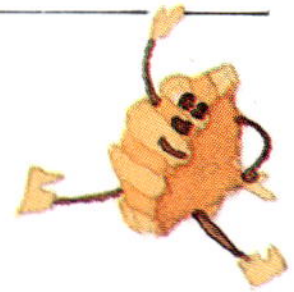

Après l'âge d'un an, les bébés deviennent plus indépendants et préfèrent se nourrir eux-mêmes. Laissez votre bambin s'exercer à utiliser une cuiller et une fourchette: qui sait, il réussira peut-être à avaler un peu de sa nourriture! Un bon conseil: mettez une serviette propre ou du papier absorbant sous sa chaise haute pour garder propres les aliments qu'il laisse tomber. Vous pouvez aussi utiliser un bavoir en plastique muni d'un «plateau» au bas pour attraper la nourriture. Si votre petit a de la difficulté à manger avec une cuiller, offrez-lui des aliments qui se mangent avec les doigts (ex.: bâtonnets de poisson, légumes crus avec trempette). Mais ne laissez jamais d'aliments comme des olives, des noix ou des litchis frais à sa portée. Les enfants de cet âge aiment tout mettre dans leur bouche, et ils peuvent facilement s'étouffer avec ces aliments.

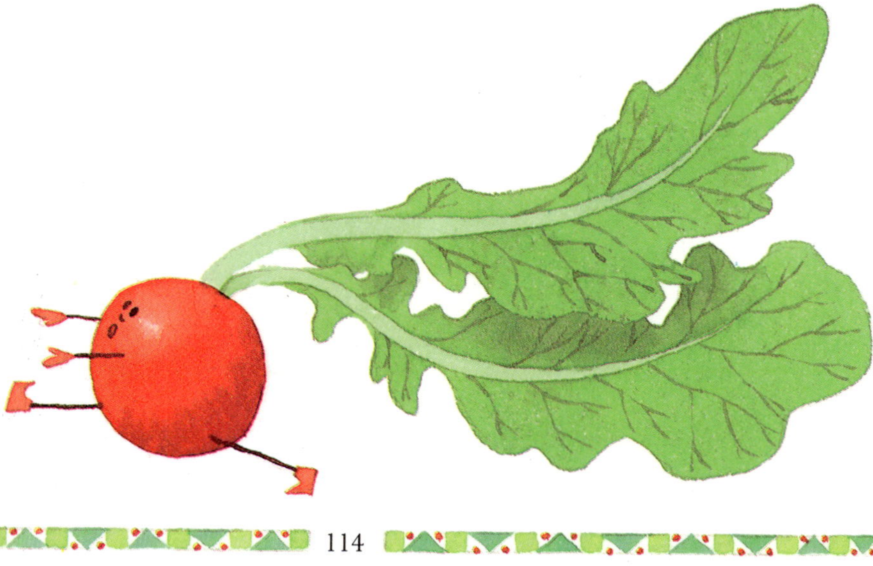

À l'inverse des adultes, les tout-petits n'ont pas un horaire strict pour les repas; ils ont probablement plus de bon sens que nous et mangent quand ils ont faim et non parce que c'est l'heure du repas. Beaucoup d'entre eux préfèrent plusieurs petits repas au lieu de trois gros. Les médecins ont démontré que c'est une façon plus saine de s'alimenter! Vous aurez bien le temps plus tard d'habituer votre enfant à prendre régulièrement ses trois repas par jour. Dans ce chapitre se trouve une section de goûters nutritifs (p. 180), que vous pouvez donner à votre bambin au lieu de sucreries ou d'aliments raffinés. Un enfant qui prend tôt de bonnes habitudes alimentaires les gardera probablement toute sa vie. Mais il ne faut pas bannir complètement les bonbons et les gâteaux, sinon votre petit en voudra à tout prix et en mangera chaque fois qu'il le pourra.

Beaucoup de jeunes enfants aiment consommer une nourriture plus raffinée qu'on le croirait. Laissez le vôtre goûter aux aliments dans votre assiette, et vous serez peut-être surpris! Bien sûr, pour lui, le repas de ses parents est plus attirant que le sien; vous pouvez ainsi l'amener à mieux manger et à découvrir du nouveau. Ce qui compte à ce stade, c'est qu'il peut maintenant manger en grande partie la même chose que les adultes. Je crois qu'il faut donner aux tout-petits des aliments «de grands» dès que possible, et la plupart des recettes conviennent à toute la famille. Mangez avec votre enfant plutôt que de lui enfourner des cuillerées dans la bouche. Ce sera plus agréable pour lui, car personne n'aime manger seul.

## *Il refuse de manger!*

Après un an, votre bambin dépense beaucoup d'énergie, et il traversera même une phase où il perdra tout intérêt pour la nourriture, préférant jouer et courir. C'est une période difficile, et il est important de ne pas faire trop de cas de son refus de manger. Il s'alimentera quand il aura faim. Plus vous le harcèlerez et moins il mangera. Soyez patient et attendez que ça passe.

Si votre petit s'alimente bien et aime sa nourriture, vous avez bien de la chance. Mais même s'il mange peu, ne vous inquiétez pas trop, car il peut quand même se débrouiller avec moins d'aliments. Les enfants de cet âge sont imprévisibles: ils sont affamés certains jours, et d'autres fois, ils ne mangent presque pas. Considérez son alimentation sur une base hebdomadaire plutôt que quotidienne et vous serez alors moins préoccupé à son sujet.

De nombreux parents se plaignent que leur bambin refuse le poisson et la viande. Vous pouvez les remplacer par d'autres sources de protéines: beurre d'arachide, œufs, produits laitiers. Certains déplorent aussi le fait que leur enfant ne consomme qu'un seul aliment. C'est tout à fait normal: les enfants aiment la répétition dans leur alimentation et se méfient souvent du nouveau. En laissant votre enfant choisir ce qu'il mange, vous vous rendrez compte qu'il s'alimente la plupart du temps de façon équilibrée.

Il y a plusieurs manières de stimuler l'appétit de votre petit. Variez les endroits où il prend ses repas: pique-nique dans le jardin, goûter dans sa chambre avec ses animaux en peluche, etc. Laissez-le aussi inventer des jeux en mangeant. S'alimenter deviendra amusant pour lui et non une bataille avec son père ou sa mère.

Un jeune enfant aime bien jouer avec la nourriture et découvrir de nouveaux aliments. C'est parfois une bonne idée de demander son aide pour la préparation du repas: par exemple, il peut préparer la gelée ou écosser des petits pois. Permettez-lui de toucher aux différents ingrédients et de faire des expériences; il sera toujours temps plus tard de lui enseigner les bonnes manières! Sa participation stimulera son intérêt pour la nourriture. Mon fils aime bien mettre la main à la pâte, surtout pour faire des biscuits: pétrir et rouler la pâte, puis la couper avec un emporte-pièce. Il est très fier de son travail et du résultat.

Faites essayer à votre bambin différentes cuillers et fourchettes, et félicitez-le quand il réussit à bien s'en servir. Quand nous faisons un repas de cuisine chinoise, je nourris mes enfants avec des baguettes; ils adorent ça et ouvrent bien grand la bouche!

Stimulez aussi l'intérêt de votre enfant avec une belle présentation des plats. Inspirez-vous des Japonais, qui croient que les aliments doivent plaire autant à l'œil qu'à l'estomac. La couleur est très importante: les bambins mangent d'abord les aliments de couleurs vives. Pour rendre un repas plus appétissant, composez-le d'éléments de couleurs contrastantes. Utilisez des assiettes en plastique à compartiments pour présenter différents aliments (mais ne sortez le dessert qu'après le plat principal).

Il est également amusant de disposer de temps à autre la nourriture en motif sur l'assiette. Pour aider l'apprentissage de votre bambin, faites des formes de chiffres ou de lettres, par exemple. Ou encore des visages ou des animaux. Vous pouvez aussi découper les sandwichs et le fromage avec des emporte-pièce. Une autre idée est de donner des noms amusants, comme les «carottes Jeannot Lapin» ou la «soupe Petit Poucet». C'est peut-être puéril, mais si votre enfant pense que c'est l'aliment favori de son personnage préféré, il mangera d'autant mieux lui-même!

Ne mettez jamais trop d'aliments sur l'assiette; mieux vaut que les petits en redemandent. À cet âge, ils aiment bien les portions individuelles. Préparez par exemple des hachis Parmentier individuels ou des gâteaux miniatures; vous verrez qu'ils seront très appréciés.

Si vous donnez à votre enfant une

bonne variété d'aliments, mais qu'il refuse quand même de manger, il vaut mieux ne pas lui offrir de choisir autre chose dans l'armoire ou le frigo. Expliquez-lui que c'est son repas, et qu'il n'y a rien d'autre. S'il est très agité et ne montre aucun intérêt, mettez sa nourriture dans le réfrigérateur et ressortez-la un peu plus tard. Vous éviterez ainsi de lui donner de mauvaises habitudes, et il mangera quand il aura faim. Contrairement aux adultes, les tout-petits se laissent guider par leur appétit, et leur entêtement ne risque pas de les faire mourir de faim.

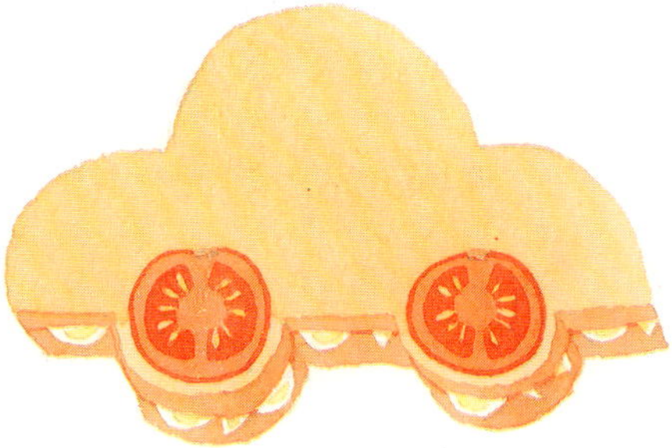

Si vous rendez amusant le moment du repas, votre bambin s'alimentera très bien. Et mangez en famille autant que possible. De plus, une visite occasionnelle au restaurant stimulera aussi l'appétit de votre tout-petit, tout comme un goûter chez un ami, surtout si celui-ci aime bien manger!

## *Les bons choix d'aliments*

Maintenant que votre bambin a un an, vous pouvez lui donner du lait de vache entier. Ne donnez pas celui qui est écrémé, sauf si l'enfant est obèse et a besoin d'un régime de moins de 40 p. cent de matières grasses. Consultez votre pédiatre à ce sujet. (Si l'obésité n'est pas un problème dans votre famille, il n'y a probablement pas lieu de s'inquiéter.) De nos jours, beaucoup de parents, préoccupés par le taux de cholestérol de leurs enfants, leur donnent des produits faibles en gras (lipides). Mais les taux recommandés ne sont pas les mêmes pour les adultes que pour les tout-petits; ceux-ci ont besoin de plus de matières grasses. Les lipides sont une bonne source d'acides gras et de vitamines liposolubles. En outre, ils contiennent beaucoup de calories et fournissent presque deux fois plus d'énergie que les protéines et les hydrates de carbone. Sauf pour les cas d'exception, donnez à votre enfant une alimentation saine en réduisant le gras d'origine animale et en utilisant celui d'origine végétale, meilleur pour la santé.

Les plats végétariens de cette section peuvent être servis à toute la famille comme plat principal. Cela vous sera utile si votre enfant traverse une période où il refuse de manger de la viande, car il lui faudra un apport supplémentaire de protéines: noix, légumineuses, produits de soya, etc. (C'est important aussi pour les petits qui ont un régime végétarien.)

Vous pouvez maintenant inclure des aliments «pratiques» dans l'alimentation de votre bambin, comme le thon ou saumon en conserve. Les plats de poulet sont aussi plus variés: j'ai essayé de rendre cette section très internationale. Le poulet (sans la peau) contient peu de gras, et tous l'adorent; c'est un très bon choix pour toute la famille.

Même si de plus en plus de gens délaissent la viande en faveur de la volaille et du poisson, rappelez-vous que la viande fournit plus de fer et de zinc. Il faut donc offrir à votre enfant d'autres aliments contenant ces minéraux (ex.: légumes verts à feuilles, haricots, noix). Vous pouvez aussi lui donner des hamburgers et des hachis Parmentier préparés avec de la viande maigre. Mais évitez de lui offrir des saucisses, du salami ou de la viande fumée.

Les pâtes demeurent un aliment favori à cet âge. Le choix est presque illimité: vous pouvez farcir des cannellonis, faire une sauce tomate pour des raviolis frais au ricotta et épinards ou préparer une sauce bolognaise à la viande pour les spaghettis. Mon fils, qui n'aime pas beaucoup la viande hachée, la mange volontiers de cette façon. Vous pouvez offrir à votre bambin des pâtes «alphabet» et lui ap-

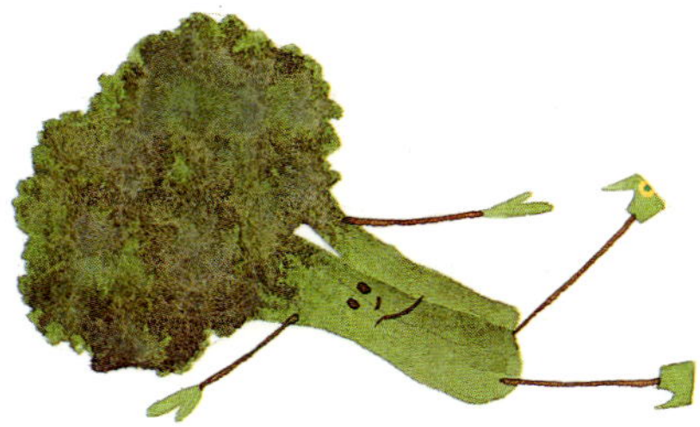

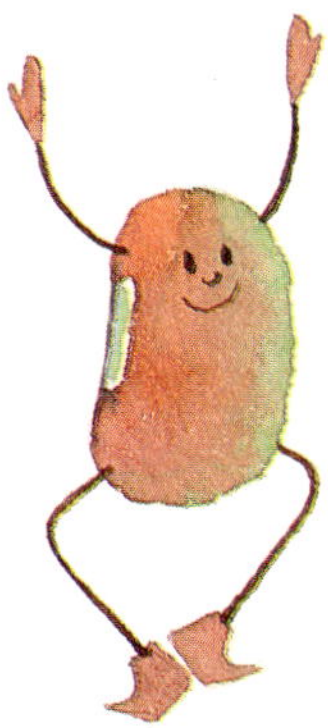

prendre les lettres pendant qu'il mange. Les pâtes en morceaux individuels (spirales, coquillettes, boucles, etc.) sont plus faciles à manger pour lui que les spaghettis. Toutefois, la plupart des jeunes enfants apprennent vite à se débrouiller pour manger les spaghettis en inventant des moyens amusants, mais qui vont souvent à l'encontre des bonnes manières!

## FRUITS ET DESSERTS

Je vous présente aussi plusieurs desserts que toute la famille aimera. Toutefois, le meilleur pour vous et votre enfant est encore un fruit frais mûr, dont les vitamines et les nutriments n'ont pas été détruits par la cuisson. Pour un bambin, c'est un bon aliment à manger avec les doigts. Mon fils aime tellement les fruits qu'il faut souvent les cacher, sinon il ne finirait pas son plat principal. Pour le dessert ou le goûter, il les préfère de beaucoup aux gâteaux et aux biscuits. Servez des fruits tous les jours et, occasionnellement, des desserts sucrés.

Présentez les fruits de façon attirante, en faisant des contrastes de couleurs et en les coupant en formes amusantes que vous disposerez en jolis motifs. Enlevez toujours les noyaux avant de les servir à votre petit, car il pourrait s'étouffer. Pour les fruits frais, les possibilités sont illimitées. Réduisez-les en purée ou râpez-les, puis servez-les avec du fromage cottage, du yogourt et des germes de blé. Ou coupez-les en morceaux d'une bouchée et couvrez-les de yogourt et de miel ou de crème anglaise maison. Les fruits secs, trempés pour les amollir, sont aussi excellents.

Essayez également d'offrir à votre enfant des fruits exotiques: le sharon fruit, qui ressemble à une tomate orange et vient d'Israël; le kiwi, qui contient beaucoup de vitamine C et est délicieux coupé en tranches; la mangue et la papaye, qui se marient très bien aux produits laitiers.

Vous pouvez aussi utiliser les fruits en compote pour faire de la crème glacée. On trouve plusieurs variétés de crème glacée en magasin, mais la qualité de certaines n'égale pas celle de la crème glacée maison. Je pense que rien ne surpasse la combinaison de lait, de crème ou de yogourt et de merveilleuses compotes de fruits maison; elle ne contient pas tous les gras, additifs et sucres ajoutés à la crème glacée commerciale. On trouve quand même dans certains magasins de bonnes variétés de crème glacée à base d'ingrédients naturels, mais elles sont bien sûr plus chères.

Si vous aimez préparer votre crème glacée, je vous conseille d'acheter une sorbetière. Ce sera un bon investissement qui vous facilitera la tâche et vous servira beaucoup. Vos enfants (et leurs amis) l'apprécieront sûrement. Mais même sans sorbetière, vous pouvez faire de la crème glacée maison. Versez la préparation dans un contenant de plastique, couvrez d'une feuille d'aluminium ou de plastique et mettez au congélateur pour affermir (3-4 heures). Puis brisez le mélange en morceaux, mettez dans un robot de cuisine et battez avec la lame de métal pour rendre le mélange léger et gonflé, mais sans le dégeler. Ceci enlèvera les cristaux de glace; pour une texture très fine, il faut répéter cette opération deux fois pendant la congélation. Rangez la crème glacée dans un contenant de plastique au congélateur.

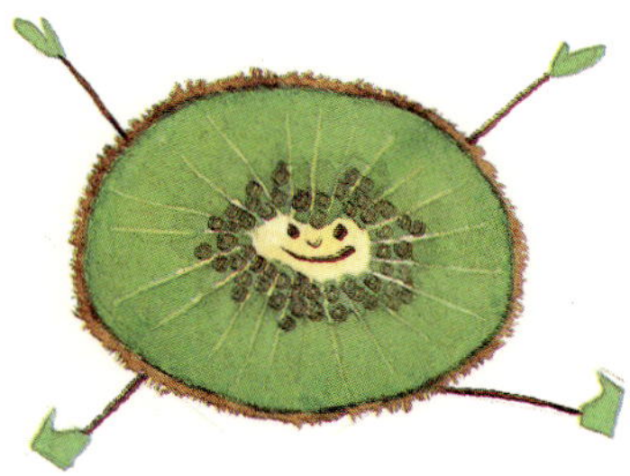

Pour un meilleur goût, sortez-la 10 minutes à l'avance.

Une autre façon de servir la crème glacée est de la verser dans des moules de glaces à l'eau: les petits adorent ça (voir p. 171).

### LA PÂTISSERIE

Le premier anniversaire d'un enfant est une grande occasion à célébrer, mais peut-être plus excitante pour les parents et les grands-parents que pour lui! C'est très amusant de faire un gâteau d'anniversaire maison. Il est facile d'en acheter un de forme originale, mais c'est beaucoup plus satisfaisant de le préparer et de le décorer vous-même. Et votre bambin aimera bien mieux aider à sa préparation que de le manger!

Vous pouvez adapter presque tous les gâteaux ordinaires pour convenir aux besoins de cette fête. Il y a aussi des gâteaux individuels qui sont idéals pour de jeunes enfants. Plusieurs recettes contiennent des ingrédients nutritifs, sans éléments indésirables, mais d'autres sont moins orthodoxes.

### GOÛTERS SANTÉ

Même s'il mange trois bons repas par jour, votre bambin voudra aussi des goûters pour satisfaire son appétit. Pour ceux qui n'ont pas la patience de rester assis et de bien manger pendant les repas, ces goûters sont très importants. Les enfants de cet âge ont un petit estomac et, surtout s'ils sont très actifs, ils ne peuvent pas manger assez lors d'un repas pour tenir jusqu'au prochain. Plusieurs petits repas (goûters santé) dans la journée sont meilleurs pour eux que trois gros repas. Si vous habituez très tôt votre petit à préférer des aliments nutritifs pour ses goûters, il est probable qu'il conservera ces bonnes habitudes pour le reste de sa vie.

Gardez en réserve plusieurs aliments sains pour les goûters de votre petit, et quand vous sortez avec lui, emmenez-en avec vous. Les jeunes enfants dépensent beaucoup d'énergie et peuvent avoir de nouveau faim peu de temps après un repas.

## *Textures et quantités*

Il n'est plus nécessaire de réduire les aliments de votre bambin en purée. Au contraire, il devrait déjà savoir bien mastiquer. Plus longtemps vous continuerez à lui donner des purées parce qu'il les aime, plus ce sera difficile de l'habituer à bien mâcher et avaler ses aliments. Et mâchouiller une carotte crue, par exemple, aide à soulager les gencives endolories par le perçage des dents. Toutefois, beaucoup d'enfants de cet âge n'aiment pas mâcher les morceaux de viande, et il faut souvent les passer au mélangeur avant de les servir. Il vaut mieux leur donner de la viande hachée, du foie et du poulet, qui sont plus faciles à manger.

Au-dessous de chaque recette, j'indique le nombre de portions d'adulte. Tous les bambins sont différents, et vous devrez ajuster les portions du vôtre en fonction de son appétit. Il peut consommer aussi peu qu'un quart de portion jusqu'à une portion entière, s'il est très affamé et gourmand! (S'il prend trop de poids, cependant, consultez votre pédiatre qui recommandera peut-être un régime faible en gras.)

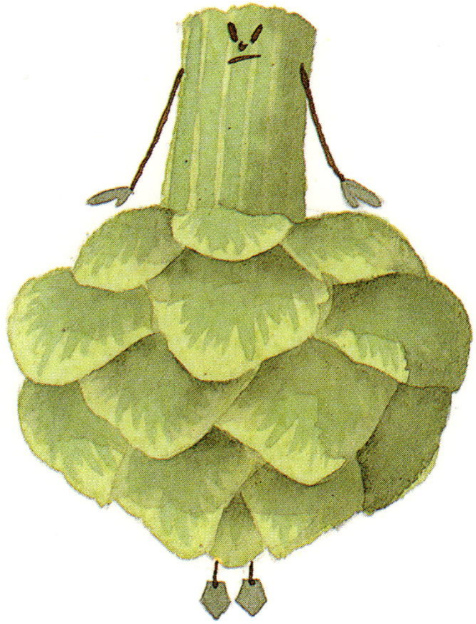

# *LÉGUMES*

## Ratatouille

Les légumes sont très mous dans la ratatouille et donc faciles à mâcher pour votre bambin. Choisissez des aubergines et des courgettes fermes, car leur goût sera amer si elles ne sont pas fraîches. Pour un plat plus substantiel, parsemez de fromage râpé.

DONNE 6 PORTIONS D'ADULTE

*2 aubergines*
*sel et poivre*
*2 oignons, pelés et hachés*
*1/2 gousse d'ail, écrasée (facultatif)*
*huile d'olive*
*1 poivron vert et 1 rouge, épépinés et en dés*
*4 courgettes, lavées et tranchés*
*2 grosses tomates, pelées, épépinées et hachées*
*1 feuille de laurier*
*1 brin de thym*
*1 c. à soupe de persil haché*

Coupez les aubergines en tranches de 5 mm (1/4 po), sans peler. Mettez dans une passoire et salez, puis laissez dégorger 30 à 40 minutes. Préchauffez le four à 180 °C (350 °F). Faites revenir oignons et ail dans 2 c. à soupe d'huile, pour attendrir. Ajoutez les poivrons et un peu d'huile, au besoin, et cuisez encore 3 minutes. Mettez oignons, ail et poivrons dans un grand plat à four.

Rincez les aubergines et asséchez bien. Faites-les frire dans un peu d'huile très chaude (pour sceller la surface), puis diminuez la chaleur et cuisez encore 5 minutes. Égouttez puis déposez sur les oignons et poivrons. Ajoutez courgettes, tomates, fines herbes, sel et poivre. Mettez au four environ 30 minutes.

# Riz frit aux légumes

Les bébés adorent le riz, et celui-ci, très coloré, est particulièrement appétissant. Pour les bambins, faites de petits bateaux à voile: coupez un poivron rouge cuit en deux, farcissez les deux moitiés de riz et plantez dessus deux croustilles de maïs.

DONNE 6 PORTIONS D'ADULTE

*225 g de riz basmati*
*1 petit oignon, tranché fin*
*75 g (3 oz) de carottes, lavées, grattées et en dés*
*25 g (1 oz) de margarine ou beurre*
*175 g (6 oz) de petits pois congelés*
*75 g (3 oz) de poivrons rouges ou jaunes, lavés et en dés*
*2 c. à soupe d'huile de sésame*
*2 œufs durs, hachés*

Lavez bien le riz et cuisez 15 à 20 minutes, pour attendrir. Faites revenir l'oignon dans la margarine, pour rendre translucide, puis ajoutez les carottes et cuisez 3 minutes. Ajoutez les petits pois et les poivrons, et cuisez 3 minutes de plus. Chauffez l'huile de sésame dans une poêle et faites frire le riz 2 à 3 minutes. Incorporez-y légumes et œufs.

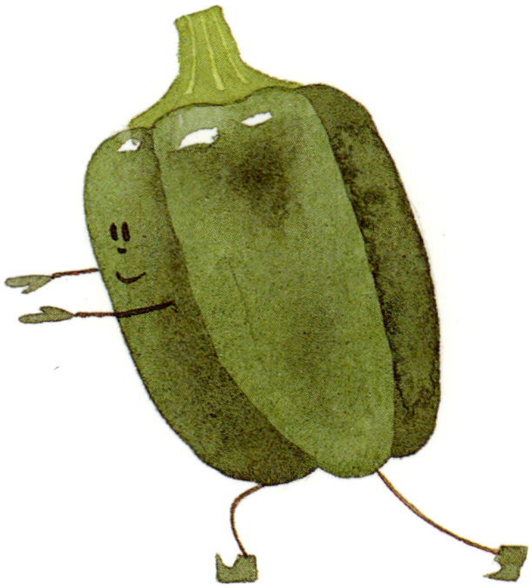

# Pommes de terre farcies

Elles font un excellent repas pour les bambins, et de nombreuses variations sont possibles. Piquez une pomme de terre de toutes parts et badigeonnez de beurre. Cuisez au four à 190 °C (375 °F) 75 à 90 minutes, pour attendrir (ou cuisez au micro-ondes). Retirez la pulpe à la cuiller, en en laissant un peu sur le bord pour que la peau garde sa forme. Préparez maintenant une des garnitures.

# Garniture de pommes de terre aux légumes et fromage

DONNE 4 PORTIONS D'ADULTE

*25 g (1 oz) chacun de fleurettes de brocoli et chou-fleur*
*4 pommes de terre moyennes, cuites au four*
*15 g (1/2 oz) de margarine*
*120 ml (1/2 t.) de lait*
*50 g (2 oz) de fromage cheddar, râpé*
*2 tomates moyennes, pelées et en dés*
*1/2 c. à thé de sel*
*fromage râpé, pour garnir*

Cuisez brocoli et chou-fleur environ 6 minutes à la vapeur, pour attendrir, puis hachez fin. Écrasez la pulpe des pommes de terre avec margarine et lait, pour rendre homogène. Incorporez fromage, tomates, légumes cuits hachés et sel, puis déposez le mélange dans les pommes de terre. Parsemez dessus un peu de fromage et faites gratiner au gril.

# Garniture de pommes de terre au poulet ou au thon

DONNE 2 PORTIONS D'ADULTE

*1 oignon moyen, pelé et haché fin*
*1 c. à soupe d'huile végétale*
*50 g (2 oz) de petits champignons, lavés et tranchés fin*
*2 pommes de terre moyennes, cuites au four*
*15 g (1/2 oz) de margarine*
*120 ml (1/2 t.) de lait*
*175 g (6 oz) de poitrine de poulet, cuite et hachée, ou de thon en conserve, égoutté et en morceaux*
*2 c. à soupe de persil haché*
*1 c. à soupe de ketchup*

Préchauffez le four à 180 °C (350 °F). Faites revenir l'oignon dans l'huile, pour rendre translucide. Ajoutez les champignons et cuisez encore 3 minutes. Écrasez la pulpe des pommes de terre avec margarine et lait, puis mélangez avec tous les autres ingrédients. Farcissez les peaux des pommes de terre. Mettez au four 10 minutes, puis servez.

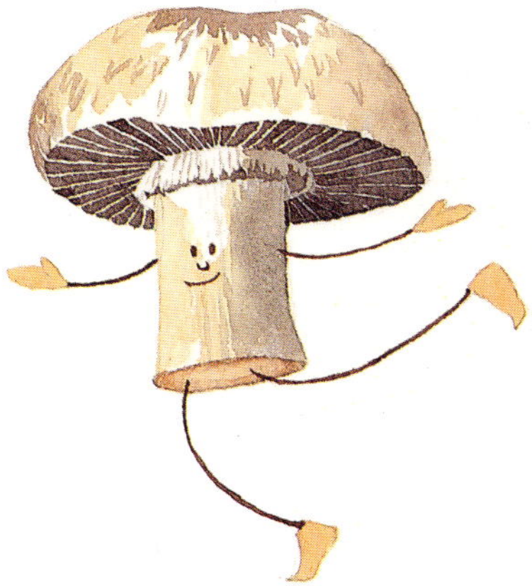

# Tomates farcies

Un autre plat facile et appétissant, qui se prépare à l'avance.

DONNE 2 PORTIONS D'ADULTE

*2 œufs, cuits dur*
*2 tomates moyennes*
*1 c. à soupe de mayonnaise*
*1 c. à soupe de ciboulette hachée*
*sel et poivre*

Pelez les tomates, puis coupez le dessus et évidez l'intérieur. Jetez les graines, mais gardez les petits morceaux de pulpe. Écaillez les œufs, puis écrasez en incorporant pulpe des tomates, mayonnaise, ciboulette, sel et poivre. Farcissez les tomates du mélange et déposez le «couvercle» des tomates dessus.

# Rissoles aux arachides

Légumes et noix ensemble constituent un plat délicieux et riche en protéines pour votre bambin et le reste de la famille.

DONNE 8 RISSOLES

*1 oignon, pelé et haché fin*
*1 branche de céleri, en dés*
*1 carotte, grattée et en dés*
*huile végétale*
*1/2 poivron rouge, épépiné et en dés*
*50 g (2 oz) de champignons, lavés et en dés*
*50 g (2 oz) de haricots verts*
*50 g (2 oz) d'arachides grillées non salées*
*50 g (2 oz) de riz brun cuit*
*1 œuf, battu*
*sel et poivre frais moulu*
*3 tranches de pain brun, émietté en panure*

Faites revenir 3 minutes oignon, céleri et carotte dans un peu d'huile, puis ajoutez poivron et champignons et cuisez encore pour bien attendrir. Égouttez le surplus d'huile. Faites cuire les haricots à la vapeur 8 à 10 minutes, pour attendrir. Hachez haricots et arachides au robot culinaire, puis ajoutez au reste des légumes cuits avec le riz. Incorporez assez d'œuf battu pour mouiller, ajoutez sel, poivre et un tiers de la panure, et mélangez bien.

Façonnez le mélange en disques ronds et enrobez de panure. Réfrigérez 1 heure, pour raffermir. À l'heure du repas, faites frire les rissoles dans l'huile chaude.

| ☺ | | ☹ | |
|---|---|---|---|

# Croquettes de pommes de terre, courgettes et fromage

DONNE 4 PORTIONS D'ADULTE

*2 pommes de terre moyennes, pelées*
*2 courgettes moyennes, apprêtées*
*50 g (2 oz) de fromage cheddar, râpé*
*2 œufs, légèrement battus*
*1 pincée de muscade moulue*
*sel et poivre*
*2 c. à soupe d'huile végétale*
*25 g (1 oz) de margarine*

Râpez grossièrement pommes de terre et courgettes, puis enlevez autant d'eau que possible en pressant entre deux assiettes. Mettez les légumes dans un bol et ajoutez fromage, œufs, muscade, sel et poivre.

Chauffez huile et margarine dans une poêle. Façonnez le mélange en croquettes rondes aplaties, et cuisez à feu moyen en retournant souvent pour faire dorer des deux côtés.

| ☺ | | ☹ | |
|---|---|---|---|

# Omelette espagnole

Vous pouvez aussi la servir en pointes froides le lendemain.
Vous trouverez à droite des suggestions pour varier la recette de base.

DONNE 6 PORTIONS D'ADULTE

*2 pommes de terre moyennes,*
*pelées et en dés*
*huile d'olive ou végétale*
*1 oignon, pelé et haché fin*
*3 c. à soupe de poivrons rouge et vert*
*hachés*
*50 g (2 oz) de petits champignons,*
*lavés et tranchés*
*1 c. à soupe de persil haché*
*1 c. à soupe de fromage parmesan râpé*
*sel et poivre*
*4 œufs*

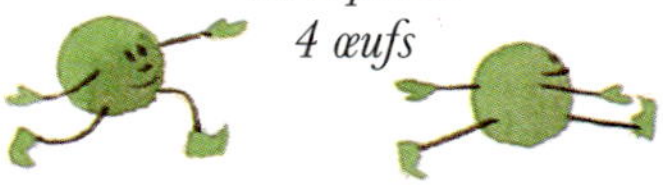

Variations suggérées
*1 c. à soupe de gruyère râpé*
OU
*1 grosse tomate hachée*
*1 c. à soupe de ketchup*
OU
*50 g (2 oz) de petits pois*
*1 c. à soupe de ciboulette hachée*
OU
*50 g (2 oz) de thon en conserve*
*250 g (9 oz) de tomates en conserve,*
*hachées et égouttées*
OU
*100 g (4 oz) de jambon ou bacon cuits,*
*en dés*

Faites frire les pommes de terre dans un peu d'huile, pour bien dorer. Égouttez. Faites revenir l'oignon, puis ajoutez les poivrons. Quand les oignons sont dorés, incorporez champignons et persil, puis cuisez 3 minutes à feu moyen, en remuant. Dans un bol, combinez les légumes cuits aux pommes de terre, ajoutez parmesan, sel et poivre (ainsi que les ingrédients de variation). Battez les œufs et versez sur ce mélange. Chauffez 2 c. à soupe d'huile dans une poêle en enduisant les côtés jusqu'à mi-hauteur. Cuisez le mélange d'œufs 8 à 10 minutes (ou jusqu'à ce que l'omelette brunisse un peu en dessous). Puis faites gratiner sous un gril chaud 3 minutes. Coupez en pointes et servez chaud ou froid.

# Rissoles végétariennes

Elles se mangent chaudes ou froides et, avec une salade verte,
constituent un bon repas pour toute la famille.
Vous pouvez les congeler avant la cuisson.

DONNE 8 RISSOLES

*1 oignon, pelé et haché fin*
*50 g (2 oz) de blanc de poireau, haché*
*huile végétale*
*175 g (6 oz) de fleurettes de chou-fleur*
*175 g (6 oz) de chou, en lanières*
*175 g (6 oz) de courgettes, lavées et tranchées*
*sel et poivre*
*225 g (8 oz) de champignons, lavés et hachés fin*
*quelques gouttes de jus de citron*
*50 g (2 oz) de farine*
*2 c. à thé de Marmite (ou bouillon concentré), dilué dans 50 ml (1/4 t.) d'eau chaude*
*6 tranches de pain complet, émietté en panure*
*1 œuf, battu*

Faites revenir oignon et poireau avec un peu d'huile dans une sauteuse, pour rendre translucide. Cuisez chou-fleur, chou et courgettes (de préférence à la vapeur) avec un peu de sel, pour attendrir. Quand oignon et poireau sont cuits, ajoutez les champignons et cuisez encore 3 minutes, puis aspergez de jus de citron. Hachez grossièrement les légumes cuits à la vapeur, puis ajoutez dans la poêle. Incorporez la farine, en mélangeant bien, puis Marmite et eau, sel et poivre. Ajoutez un peu de panure pour épaissir le mélange, puis, avec les mains farinées, façonnez en petites rissoles (il vaut mieux laisser d'abord refroidir le mélange). Enrobez les rissoles d'œuf, puis de farine et, enfin, de panure. Réfrigérez 30 minutes, pour raffermir, puis faites frire dans l'huile chaude pour rendre doré et croustillant des deux côtés.

| ☺ | | ☹ | |
|---|---|---|---|

# Salade de légumes avec vinaigre à la framboise

Une salade rafraîchissante pour un midi d'été. Le goût de la vinaigrette complète celui du maïs et ajoute une saveur sucrée à la salade.

DONNE 4 PORTIONS D'ADULTE

*100 g (4 oz) de chou-fleur,*
*en petites fleurettes*
*100 g (4 oz) de haricots verts*
*175 g (6 oz) de maïs congelé*
*sucre au goût*
*1/4 petite laitue, en lanières*
*8 tomates cerises, coupées en deux*
*1 œuf cuit dur, râpé*

Vinaigrette
*1 c. à soupe de vinaigre à la framboise*
*2 c. à soupe d'huile de noisettes*
*sel et poivre*

Cuisez chou-fleur et haricots environ 15 minutes à la vapeur, pour attendrir. Plongez le maïs dans l'eau bouillante avec un peu de sucre et de sel, et cuisez 4 minutes. Quand les légumes sont refroidis, mettez dans un saladier avec laitue et tomates. Préparez la vinaigrette, versez sur la salade et touillez. Parsemez l'œuf râpé sur le dessus.

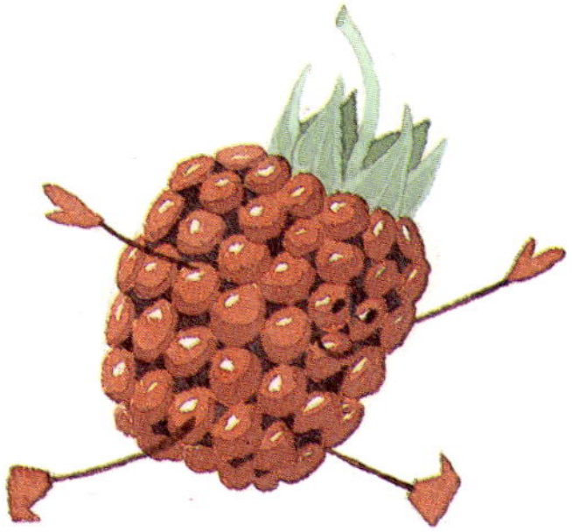

# Épinards aux graines de sésame

Ce plat vient du Japon. Il est très nutritif, facile à préparer et délicieux. Dans les restaurants japonais, on le sert froid, mais il peut se manger chaud.

DONNE 2 PORTIONS D'ADULTE

*25 g (1 oz) de graines de sésame*
*225 g (8 oz) d'épinards, bien lavés et sans tiges dures*
*1 c. à soupe de sauce soya*
*1 c. à thé de sucre*
*3 c. à soupe de jus de pomme*

Parsemez les graines de sésame dans une poêle sèche, couvrez et faites griller pour dorer légèrement, en remuant constamment. Cuisez les épinards 3 à 4 minutes dans un peu d'eau. Quand ils sont cuits, pressez entre deux assiettes pour extraire l'eau. Écrasez les graines de sésame en fine poudre à la moulinette (en réservant quelques graines entières, pour garnir). Mélangez cette poudre avec sauce soya, sucre et jus de pomme, jusqu'à consistance crémeuse. Hachez grossièrement les épinards, versez dessus la sauce au sésame et décorez avec les graines de sésame entières.

| ☺ | | ☹ | |
|---|---|---|---|

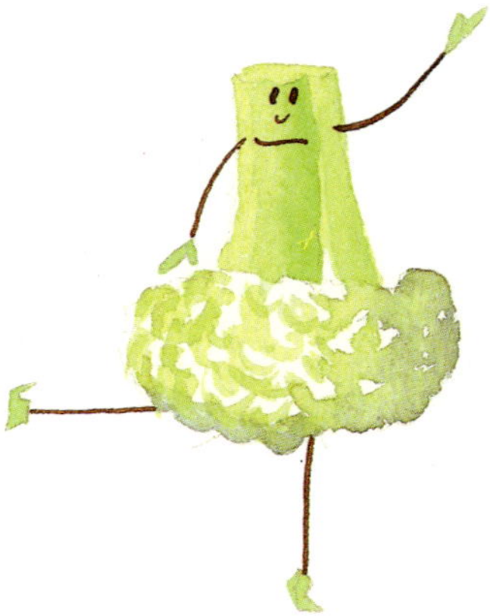

# Fèves au lard avec épinards et pommes de terre

Les enfants aiment bien les fèves au lard. Voici une façon délicieuse d'en faire un repas complet.

DONNE 5 PORTIONS D'ADULTE

*400 g (14 oz) de fèves au lard en conserve*

Sauce

*350 g (12 oz) d'épinards congelés hachés*
*7 g (1/4 oz) de margarine*
*1 c. à dessert de farine*
*120 ml (1/2 t.) de lait*
*25 g (1 oz) de fromage parmesan, râpé*

Garniture

*2 grosses pommes de terre, pelées et hachées*
*50 ml (1/4 t.) de lait*
*15 g (1/2 oz) de margarine*

Pour la garniture, faites bouillir les pommes de terre environ 20 minutes, pour attendrir. Égouttez bien. Préchauffez le four à 180 °C (350 °F).

Pour la sauce, cuisez les épinards à feu doux, pour bien attendrir. Égouttez bien. Préparez une béchamel épaisse avec margarine, farine et lait (voir p. 59). Retirez la casserole du feu et incorporez le parmesan, puis mélangez ensemble sauce au fromage et épinards. Écrasez les pommes de terre avec le lait et la moitié de la margarine.

Mettez les épinards dans un plat à four. Couvrez des fèves au lard, puis étalez dessus la purée de pommes de terre. Mettez au four 10 à 15 minutes, déposez des noix de margarine dessus et faites dorer au gril chaud 5 minutes.

# *POISSON*

## Boulettes de poisson de grand-maman

C'est la recette traditionnelle de ma mère. Les enfants aiment bien ces boulettes, à cause de leur goût légèrement sucré. Et elles sont faciles à tenir et à manger avec les doigts. Les adultes peuvent les accompagner d'une sauce au raifort.

DONNE ENVIRON 20 BOULETTES

*450 g (1 lb) de filets de poisson hachés (ex.: mélange de morue, aiglefin, merlan, colin, goberge)*
*1 œuf, battu*
*1 oignon, pelé et haché très fin au robot de cuisine*
*2 c. à dessert de sucre*
*sel et poivre*
*huile végétale*

Mélangez bien ensemble tous les ingrédients (sauf l'huile) et façonnez en boulettes de la grosseur d'une balle de golf. Faites-les frire délicatement dans l'huile, pour dorer de toutes parts. Égouttez sur du papier absorbant et servez chaud ou froid.

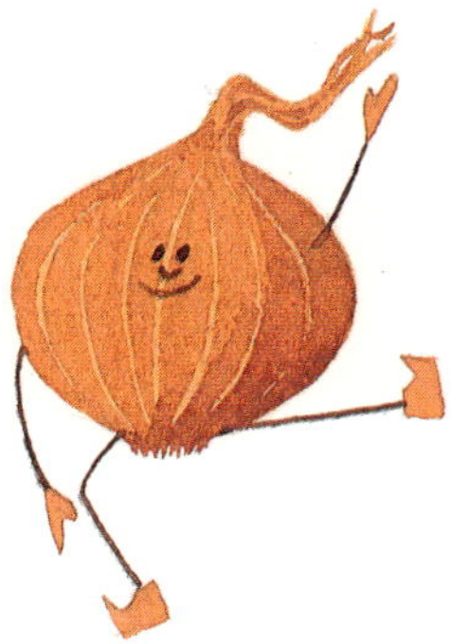

# Boulettes de poisson bouillies

Elles sont meilleures servies froides.

DONNE 20 BOULETTES

*450 g (1 lb) de poisson haché*
*(voir p. 133)*
*1 œuf, battu*
*1 carotte, pelée et râpée*
*1 c. à soupe de persil haché*
*1 oignon, pelé et haché très fin*
*au robot de cuisine*
*sel et poivre*
*2 c. à dessert de sucre*

Bouillon de poisson
*quelques arêtes de poisson*
*1 oignon moyen, pelé et tranché*
*2 carottes, grattées et tranchées*
*1 feuille de laurier*
*1 brin de persil*
*4 grains de poivre*
*un peu de sucre*

Pour le bouillon, mettez arêtes, oignon, carottes, feuille de laurier, persil, grains de poivre, un peu de sel et de sucre dans un faitout avec 900 ml (4 t.) d'eau. Portez à ébullition, puis laissez mijoter 1 heure. Retirez les arêtes.

Mélangez ensemble tous les ingrédients pour les boulettes de poisson. Façonnez en petites boulettes, puis plongez dans le bouillon en ébullition et faites mijoter environ 1 heure.

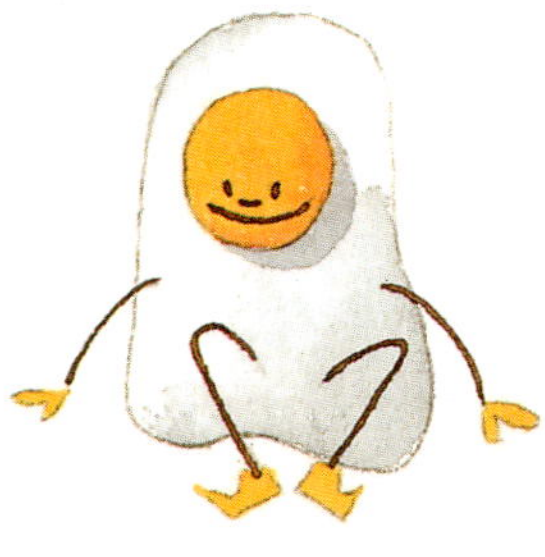

# Gratin de poisson des bambins

DONNE 3 PORTIONS D'ADULTE

*350 g (12 oz) de filets de morue*
*150 ml (5 oz) de lait*
*1/2 feuille de laurier*
*sel et poivre (facultatif)*
*25 g (1 oz) de margarine*
*15 g (1/2 oz) de farine*
*3 c. à soupe de fromage cheddar râpé*
*1 c. à soupe de persil haché*
*1 œuf cuit dur, haché*
*quelques gouttes de jus de citron*

Garniture
*350 g (12 oz) de pommes de terre, pelées et en morceaux*
*1 c. à soupe de lait*
*15 g (1/2 oz) de margarine*

Coupez le poisson en morceaux, mettez dans une casserole avec lait, feuille de laurier, sel et poivre. Portez à ébullition, puis laissez mijoter à découvert environ 10 minutes. Cuisez les pommes de terre dans l'eau bouillante salée, pour attendrir. Égouttez bien, puis écrasez avec lait, margarine, sel et poivre. Préchauffez le four à 180 °C (350 °F).

Égouttez le poisson, en réservant le jus de cuisson, et enlevez soigneusement la peau et les arêtes. Dans une casserole à fond épais, faites fondre la moitié de la margarine et ajoutez la farine. Cuisez à feu doux 1 minute, puis incorporez graduellement le jus de cuisson du poisson et portez à ébullition en remuant. Faites mijoter 3 à 4 minutes, en remuant constamment pour obtenir une sauce homogène. Retirez du feu, ajoutez le fromage et continuez à remuer pour faire fondre complètement. Incorporez poisson, persil, œuf, sel, poivre et jus de citron. Mettez dans un plat à four beurré et couvrez de la purée de pommes de terre. Mettez au four 15 à 20 minutes, puis déposez dessus des noix de margarine et faites gratiner au gril 2 minutes.

| ☺ | | ☹ | |
|---|---|---|---|

# Poisson aux champignons

Pour les enfants plus vieux, cuisez 225 g (8 oz) d'épinards, puis déposez les filets entiers de poisson dessus avant de couvrir de sauce.

DONNE 4 PORTIONS D'ADULTE

*1 petit oignon, pelé et haché fin*
*25 g (1 oz) de margarine*
*225 g (8 oz) de petits champignons, lavés et hachés fin*
*2 c. à soupe de jus de citron*
*1 c. à soupe de persil haché*
*2 c. à soupe de farine*
*300 ml (1 1/4 t.) de lait*
*1 sole ou plie, en filets*

Préchauffez le four à 180 °C (350 °F). Faites revenir l'oignon dans la moitié de la margarine, pour rendre translucide. Ajoutez champignons, jus de citron et persil, et cuisez 2 minutes. Incorporez la farine et cuisez encore 2 minutes en remuant sans arrêt. Versez le lait graduellement et continuez à cuire en remuant constamment, pour obtenir une sauce épaisse et homogène.

Faites frire le poisson dans le reste de la margarine. Coupez ou défaites en morceaux et mélangez à la sauce. Mettez au four environ 15 minutes.

# Sole au gratin

DONNE 4 PORTIONS D'ADULTE

*4 filets de limande-sole*
*sel et poivre*
*1/2 petit citron*
*100 g (4 oz) de panure*
*50 g (2 oz) de fromage cheddar, râpé*
*1 c. à soupe comble de persil haché*
*50 g (2 oz) de margarine, fondue*

Déposez les filets dans un plat à four beurré, aspergez de jus de citron, salez et poivrez. Mettez panure, fromage et persil dans un bol, puis incorporez la margarine fondue. Étalez ce mélange sur le poisson. Mettez au gril préchauffé environ 8 minutes, pour bien cuire et faire dorer la panure.

# Sole aux tomates et champignons

Pour un plat encore plus nutritif, déposez le poisson sur des moitiés de pommes de terre cuites au four, puis évidées et garnies de purée de pommes de terre.

DONNE 4 PORTIONS D'ADULTE

*1 oignon moyen, pelé et haché*
*25 g (1 oz) de margarine*
*2 tomates moyennes, pelées, épépinées et en dés*
*225 g (8 oz) de champignons, lavés et tranchés*
*4 filets de sole*
*sel et poivre*
*1 c. à soupe de ketchup*
*2 c. à soupe de crème à fouetter*

Préchauffez le four à 200 °C (400 °F). Faites revenir l'oignon dans la margarine, pour attendrir. Ajoutez tomates et champignons, et cuisez 2 minutes. Salez et poivrez le poisson et enroulez chaque filet en retenant avec un cure-dent. Disposez dans un plat à four beurré, puis déposez dessus les légumes cuits et aspergez de ketchup. Mettez au four 15 minutes, à découvert. Retirez le poisson et liquéfiez la sauce au mélangeur. Incorporez-y la crème, puis versez sur le poisson. Servez avec du riz ou une purée de pommes de terre.

# Poisson aux graines de sésame

Une recette délicieuse, facile et rapide à préparer.

DONNE 2 PORTIONS D'ADULTE

*2 filets de plie ou sole*
*15 g (1/2 oz) de margarine*
*1 c. à dessert de graines de sésame*
*1 c. à dessert d'oignons verts hachés fin*
*quelques gouttes de jus de citron*

Faites frire le poisson dans la margarine avec graines de sésame et oignons. Cuisez à feu doux 3 à 4 minutes, en retournant les filets à mi-cuisson. Aspergez de jus de citron, puis coupez le poisson en morceaux.

# Poisson à l'œuf

Pour varier, ajoutez une tomate hachée ou du fromage râpé avant la cuisson.

DONNE 2 PORTIONS D'ADULTE

*100 g (4 oz) de filet d'aiglefin*
*2 c. à soupe de lait*
*sel et poivre*
*25 g (1 oz) de margarine*
*1 œuf*
*1 c. à dessert de ciboulette hachée*
*2 tranches de pain complet, grillé et beurré*

Cuisez le poisson avec la moitié du lait, sel, poivre et un peu de margarine environ 4 minutes au micro-ondes à haute intensité ou dans une casserole sur la cuisinière. Battez l'œuf, puis incorporez sel, poivre et ciboulette. Ajoutez-y le poisson en morceaux et le reste du lait. Faites fondre le reste de la margarine dans une casserole, versez dessus le mélange de poisson et œuf, puis cuisez 2 à 3 minutes à feu doux, pour faire épaissir. Servez sur des rôties beurrées.

# Gratin de poisson de grand-maman

Ce plat est une des spécialités de ma mère,
et toute ma famille en raffole.

DONNE 6 PORTIONS D'ADULTE

*450 g (1 lb) de filets d'aiglefin*
*farine*
*sel et poivre*
*1 œuf, battu*
*2 tranches de pain brun, émietté en panure*
*huile végétale*
*1 oignon, pelé et haché fin*
*1 poivron rouge et 1 vert,*
*épépinés et hachés*
*400 g (14 oz) de tomates en conserve ou*
*2 c à soupe de concentré de tomate*

Sauce
*25 g (1 oz) de margarine*
*1 c. à soupe de farine*
*250 ml (1 t.) de lait*
*150 g (5 oz) de fromage cheddar, râpé*
*40 g (1 1/2 oz) de fromage parmesan, râpé*

Enrobez les filets de poisson de farine salée et poivrée, puis d'œuf et, enfin, de panure. Faites frire dans l'huile, pour dorer des deux côtés. Égouttez sur du papier absorbant, puis défaites le poisson en petits morceaux et déposez dans un plat à four. Préchauffez le four à 180 °C (350 °F).

Faites revenir l'oignon 3 à 4 minutes avec un peu d'huile dans une sauteuse. Ajoutez les poivrons et continuez à cuire, pour attendrir. Égouttez les tomates, hachez, puis ajoutez dans la sauteuse. Cuisez encore 3 à 4 minutes, salez et poivrez, puis versez sur le poisson.

Préparez la sauce avec margarine, farine et lait à feu doux, en remuant jusqu'à consistance épaisse et homogène (voir p. 59). Retirez du feu et incorporez un peu plus de la moitié du fromage. Versez la sauce sur le poisson et les légumes, puis garnissez du reste du fromage. Mettez au four 20 minutes, puis faites gratiner au gril.

# Kedgeree

C'est surprenant de voir combien de bambins, comme mes deux enfants, aiment le goût du poisson fumé. Toutefois, il est salé et peut leur donner très soif.

DONNE 4 PORTIONS D'ADULTE

*225 g (8 oz) d'aiglefin fumé (ou saumon en conserve)*
*75 g (3 oz) de riz brun*
*25 g (1 oz) de margarine*
*1/2 petit oignon, pelé et haché fin*
*1 c. à thé de ketchup*
*1/2 c. à thé de poudre de curry (facultatif)*
*1 œuf cuit dur, haché*
*1 c. à thé de jus de citron*
*1 c. à soupe de persil haché*

Pochez l'aiglefin 10 minutes dans assez d'eau pour couvrir. Égouttez, en réservant le jus de cuisson. Défaites le poisson en morceaux délicatement, en enlevant la peau et les arêtes. Cuisez le riz environ 15 minutes dans le jus de cuisson réservé, en ajoutant de l'eau au besoin.

Faites fondre la margarine dans une casserole et faites revenir l'oignon, pour attendrir mais sans brunir. Incorporez ketchup et curry, puis ajoutez les autres ingrédients et cuisez à feu modéré environ 5 minutes.

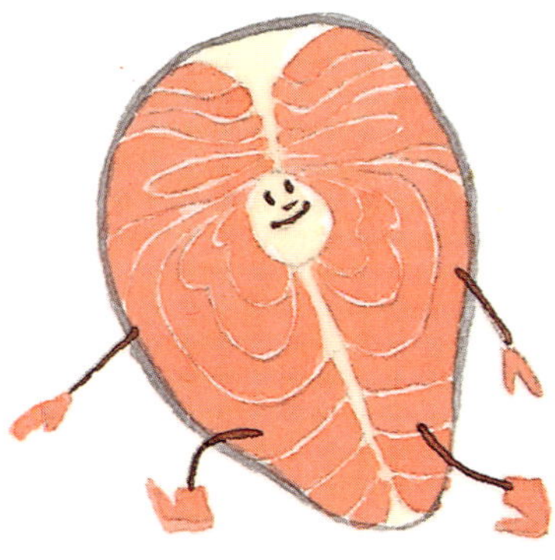

# Thon à la béchamel au four

Tous les enfants aiment les croustilles de pommes de terre.
Voici une façon nutritive de les inclure dans un repas.

DONNE 4 PORTIONS D'ADULTE

*50 g (2 oz) de petits champignons, lavés et tranchés*
*un peu de beurre*
*15 g (1/2 oz) de margarine*
*1 c. à soupe rase de farine*
*250 ml (1 t.) de lait*
*1 boîte de thon de 100-175 g (4-6 oz), égoutté et en morceaux*
*1 œuf cuit dur, haché (facultatif)*
*poivre*
*1 sachet de croustilles, émiettées*

Préchauffez le four à 180 °C (350 °F). Faites revenir les champignons dans un peu de beurre. Préparez une sauce béchamel avec margarine, farine et lait (voir p. 59). Remuez constamment jusqu'à épaississement. Incorporez-y thon, champignons, œuf et poivre. Puis ajoutez la moitié des croustilles émiettées et versez ce mélange dans un plat à four beurré. Parsemez le reste des croustilles dessus et mettez au four 30 minutes.

# Tagliatelles au thon

Ceci est ma recette au thon préférée.

DONNE 6 PORTIONS D'ADULTE

*1/2 oignon, pelé et haché fin*
*25 g (1 oz) de margarine*
*1 boîte de 450 ml (15 oz) de crème de tomates*
*1 c. à thé de fécule de maïs*
*1 boîte de 100-175 g (4-6 oz) de thon, égoutté et en morceaux*
*une pincée de fines herbes*
*1 c. à soupe de persil haché*
*175 g (6 oz)de tagliatelles vertes*
*fromage parmesan râpé*

Sauce

*1/2 oignon, pelé et haché fin*
*50 g (2 oz) de margarine*
*50 g (2 oz) de champignons, lavés et tranchés*
*2 c. à soupe de farine*
*300 ml (1 1/4 t.) de lait*
*100 g (4 oz) de fromage cheddar râpé*

Pour la sauce, faites revenir l'oignon dans la margarine, pour rendre translucide, puis ajoutez les champignons et cuisez encore 3 minutes. Incorporez la farine et continuez à cuire en remuant constamment. Quand c'est bien mélangé, versez le lait et continuez à cuire en remuant jusqu'à consistance homogène. Retirez du feu et incorporez le fromage.

Faites revenir l'oignon dans la margarine, pour attendrir, puis incorporez la soupe, qui a été épaissie avec la fécule de maïs et un peu d'eau froide. Ajoutez ensuite thon, fines herbes et persil.

Préchauffez le four à 180 °C (350 °F). Plongez les tagliatelles dans l'eau bouillante pour les cuire *al dente*, puis égouttez. Ajoutez les pâtes au mélange de thon, en touillant bien, puis déposez dans un plat à four beurré et versez dessus la sauce aux champignons et fromage. Parsemez de parmesan et mettez au four 20 minutes. Faites gratiner au gril et servez.

# Gratin de thon ou saumon

Voici un plat délicieux qui vous permet d'utiliser vos restes de légumes avec une boîte de thon ou de saumon. Variez la recette selon ce que vous avez sous la main.

DONNE 5 PORTIONS D'ADULTE

*100 g (4 oz) de petits champignons, lavés et tranchés*
*15 g (1/2 oz) de margarine*
*100 g (4 oz) de petits pois congelés*
*1 boîte de thon ou saumon de 100-175 g (4-6 oz)*
*1 grosse tomate, pelée, épépinée et coupée en morceaux*
*1 œuf cuit dur, haché*

Sauce
*15 g (1/2 oz) de margarine*
*1 c. à soupe de farine*
*150 ml (5 oz) de lait*
*50 g (2 oz) de fromage cheddar, râpé*

Garniture
*2 pommes de terre, pelées, bouillies et écrasées avec un peu de lait, margarine, sel et poivre*
*25 g (1 oz) de fromage cheddar, râpé*

Préchauffez le four à 180 °C (350 °F). Faites revenir les champignons 2 minutes dans la margarine. Cuisez les petits pois dans l'eau bouillante, puis égouttez. Pour la sauce, préparez une béchamel avec margarine, farine et lait, en remuant sur feu doux jusqu'à épaississement (voir p. 59). Retirez du feu et incorporez le fromage. Ajoutez à cette sauce thon ou saumon, champignons, petits pois, tomate et œuf. Versez ce mélange dans un plat à four beurré. Couvrez de la purée de pommes de terre et garnissez de fromage râpé. Mettez au four 20 minutes, puis faites gratiner 2 à 3 minutes au gril et servez.

# *POULET*

## Poulet basquaise au four

Ce plat facile à préparer est délicieux avec du riz ou de la purée de pommes de terre.

DONNE 6 PORTIONS D'ADULTE

*6 poitrines de poulet, avec os et sans peau*
*farine*
*sel et poivre*
*huile végétale*
*2 oignons, pelés et tranchés fin*
*2 poivrons (1 rouge et 1 vert ou 1 jaune), épépinés et tranchés fin*
*1 boîte de tomates de 800 g (28 oz)*
*2 tablettes de bouillon de poulet, dissoutes dans 175 ml (3/4 t.) d'eau*
*1 c. à soupe chacun de persil et fines herbes*
*1 feuille de laurier*
*450 g (1 lb) de petits champignons, bien lavés*

Préchauffez le four à 180 °C (350 °F). Enrobez le poulet de farine salée et poivrée, puis faites frire dans un peu d'huile en retournant fréquemment pour dorer de toutes parts. Faites revenir les oignons 3 à 4 minutes dans l'huile, pour attendrir, puis ajoutez les poivrons et cuisez encore 3 minutes. Épongez l'excès de gras du poulet sur du papier absorbant et égouttez bien oignons et poivrons.

Égouttez les tomates et hachez en morceaux. Déposez le poulet dans un plat à four avec oignons, poivrons, tomates, bouillon, fines herbes, sel et poivre. Mettez au four 30 minutes. Puis ajoutez les champignons et cuisez 30 minutes de plus.

☺ ☹

# Poulet au barbecue

Le poulet cuit de cette façon a un excellent goût, un peu sucré. C'est un des plats préférés de mon fils. J'utilise un barbecue Weber, avec un couvercle, ce qui me permet de m'en servir même quand les conditions climatiques ne sont pas idéales.

DONNE 4-5 PORTIONS D'ADULTE

*900 g (2 lb) de poitrines de poulet, avec os et sans peau*

Marinade

*3 c. à soupe de vinaigre de vin rouge*
*1 c. à soupe de sauce soya*
*3/4 c. à soupe de sauce Worcestershire*
*1/2 c. à soupe de miel clair*
*poivre noir*

Mélangez ensemble les ingrédients de la marinade. Faites-y mariner le poulet pour 2 heures au moins. Placez le poulet sur le barbecue et cuisez 35 à 40 minutes, en arrosant souvent de sauce. Quand le poulet est cuit, désossez-le et coupez-le en morceaux.

| ☺ | | ☹ | |
|---|---|---|---|

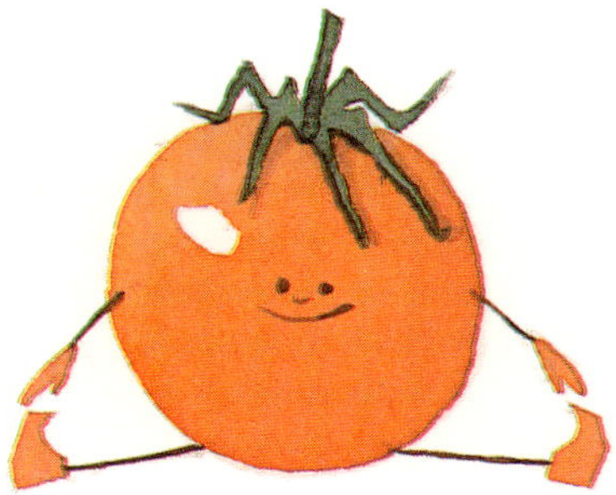

# Brochettes de poulet

Ces brochettes de poulet cuites au barbecue sont amusantes à manger, et elles plaisent beaucoup aux bambins. Aidez votre enfant à enlever les morceaux de poulet et de légumes des brochettes, puis rangez celles-ci, car les tout-petits pourraient se blesser avec ces objets pointus.

DONNE 4 PORTIONS D'ADULTE

*4 poitrines de poulet, désossé et sans peau*
*1/2 oignon, pelé*
*1/2 poivron rouge, épépiné*
*8 petits champignons, lavés*

Marinade
*50 ml (1/4 t.) d'huile de sésame légère*
*2 c. à soupe de jus de citron*
*1 c. à soupe de beurre d'arachide*
*3 c. à soupe de miel clair*

Dans un bol, mélangez ensemble tous les ingrédients de la marinade. Coupez poulet, oignon et poivron en morceaux. Mettez le poulet au moins 2 heures dans la marinade. Embrochez poulet, oignon, poivron et champignons sur les brochettes. Cuisez au barbecue en arrosant souvent de marinade.

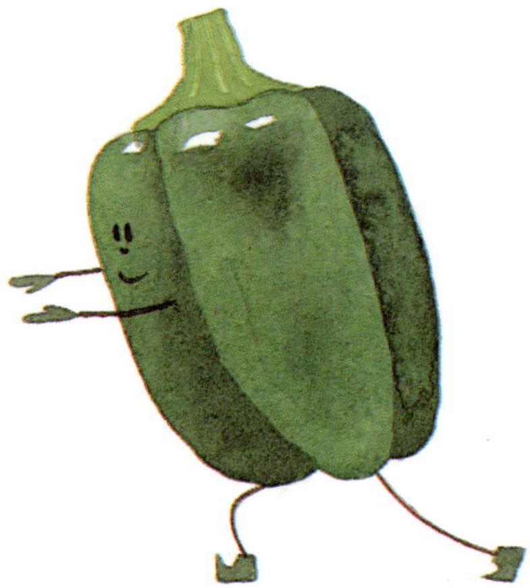

# Poulet au paprika

Comme ce plat n'est pas très épicé, vous pouvez le servir aux jeunes enfants. Si vous voulez le rendre plus piquant pour les adultes, remplacez le paprika par 1 c. à thé de poivre de Cayenne. Servez avec des pâtes ou du riz.

DONNE 4 PORTIONS D'ADULTE

*huile végétale*
*2 oignons, pelés et hachés*
*4 poitrines de poulet, avec os et sans peau*
*farine*
*sel et poivre*
*1 poivron rouge et 1 vert, épépinés et en lanières*
*1 c. à dessert de paprika*
*2 grosses tomates, pelées, épépinées et hachées*
*300 ml (1 1/4 t.) de bouillon de poulet (voir p. 62)*
*1 c. à soupe de farine de maïs*
*50 ml (1/4 t.) de crème sure*

Chauffez un peu d'huile dans un faitout et faites revenir les oignons, pour dorer. Enrobez le poulet de farine salée et poivrée, puis faites dorer avec un peu d'huile dans une poêle à frire. Égouttez sur du papier absorbant. Ajoutez poivrons, sel et paprika aux oignons et cuisez 3 minutes, puis ajoutez tomates et bouillon. Couvrez et laissez mijoter 5 minutes, puis ajoutez le poulet et cuisez environ 20 minutes, pour bien attendrir.

Retirez le poulet du faitout, désossez-le et coupez la chair en petits morceaux. Mêlez la farine à un peu d'eau froide, puis incorporez à la sauce. Portez à ébullition en remuant constamment, puis incorporez la crème à la sauce et laissez mijoter (sans bouillir) quelques minutes. Versez sur le poulet.

# Blancs de poulet à l'abricot et au chutney à la mangue

Voici un plat simple à préparer et très savoureux. Les enfants l'aiment bien à cause de sa saveur aigre-douce.

DONNE 2 PORTIONS D'ADULTE

*2 poitrines de poulet, désossées et sans peau*

Sauce

*1 c. à soupe de confiture d'abricots*
*1 c. à soupe de chutney à la mangue*
*3 c. à soupe de mayonnaise*
*1 c. à thé de sauce Worcestershire*
*1 c. à soupe de jus de citron*

Préchauffez le four à 180 °C (350 °F). Mélangez ensemble tous les ingrédients de la sauce. Déposez le poulet dans un plat à four, versez la sauce dessus et couvrez d'une feuille d'aluminium. Mettez au four 30 minutes.

☺ ☹

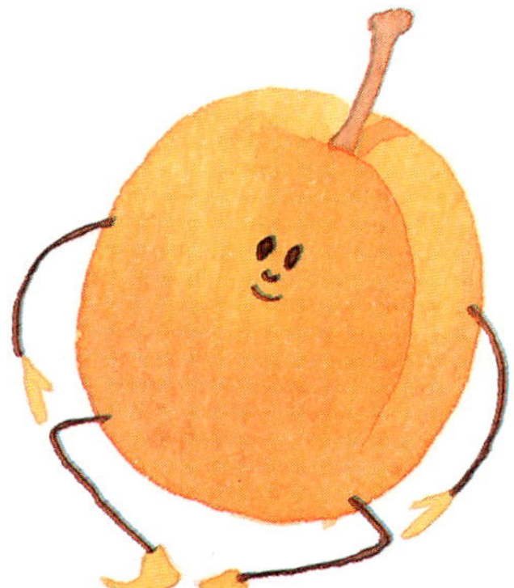

# Sauté de poulet, légumes et nouilles

Servez-vous de la liste de légumes ci-dessous comme guide et faites des substitutions pour l'adapter à vos goûts et à vos ressources. Ces différents aliments colorés plaisent bien aux bambins.

DONNE 6 PORTIONS D'ADULTE

*3 poitrines de poulet, désossées et sans peau*
*3 c. à soupe de sauce soya*
*1 c. à thé de fécule de maïs*
*2 c. à soupe de bouillon de poulet*
*2 c. à thé de sucre*
*100 g (4 oz) de nouilles aux œufs*
*huile végétale*
*1 petit oignon, pelé*
*2 jeunes poireaux, apprêtés*
*1 carotte moyenne, pelée*
*100 g (4 oz) de chou-fleur*
*175 g (6 oz) de chou*
*175 g (6 oz) de fèves germées*
*100 g (4 oz) de champignons*
*100 g (4 oz) de pois mange-tout, sans fils*
*6 jeunes épis de maïs, épluchés*
*50 g (2 oz) de graines de sésame, grillées (voir p. 131)*

Coupez le poulet en petits morceaux et faites mariner au moins 2 heures dans la sauce soya, la fécule de maïs, le bouillon et le sucre. Égouttez le poulet et réservez la marinade. Plongez les nouilles dans l'eau bouillante et cuisez *al dente*. Égouttez bien et incorporez un peu d'huile pour qu'elles ne collent pas ensemble.

Coupez tous les légumes en morceaux. Faites chauffer 2 c. à soupe d'huile dans un wok ou une sauteuse, puis faites revenir oignon et poireaux, pour rendre translucide. Ajoutez le poulet et cuisez environ 5 minutes. Ajoutez carotte et chou-fleur, et cuisez 2 minutes avec un peu de sauce soya de la marinade. Puis ajoutez tous les autres légumes et cuisez 3 à 4 minutes. Incorporez les nouilles en mélangeant bien, et parsemez de graines de sésame grillées.

# Soupe de poulet au curry

Cette recette a un goût de tomate et une saveur douce de curry que les enfants adorent. Elle a été créée par ma mère et est un des plats préférés de ma famille. Servez avec du riz et, pour les grandes occasions, des poppadums indiens.

DONNE 8 PORTIONS D'ADULTE

*1 poulet (coupé en 10 morceaux), sans peau*
*farine*
*sel et poivre*
*huile végétale*
*2 oignons moyens, pelés et hachés*
*6 c. à soupe de concentré de tomate*
*2 c. à soupe de poudre de curry doux*
*900 ml (4 t.) de bouillon de poulet (voir p. 62)*
*1 grosse (ou 2 petites) pomme, sans cœur et tranchée mince*
*1 petite carotte, pelée et tranchée mince*
*2 tranches de citron*
*75 g (3 oz) de raisins secs*
*1 feuille de laurier*
*1 c. à dessert de sucre roux*

Préchauffez le four à 180 °C (350 °F). Enrobez le poulet de farine salée et poivrée, et faites frire dans l'huile, pour dorer de toutes parts. Égouttez sur du papier absorbant, puis déposez dans un plat à four.

Faites revenir l'oignon dans l'huile, pour dorer, puis incorporez le concentré de tomate. Ajoutez le curry et cuisez à feu doux 2 à 3 minutes. Incorporez 2 c. à soupe de farine, puis versez le tiers du bouillon en mélangeant bien. Ajoutez pomme, carotte, citron, raisins secs, feuille de laurier, reste du bouillon, sucre, sel et poivre. Versez le tout sur le poulet et mettez au four 1 heure. Quand c'est cuit, enlevez citron et laurier, puis désossez le poulet et coupez en petits morceaux.

# Pépites de poulet au sésame avec sauce citron-miel

Le plat par excellence pour manger avec les doigts! Servez comme plat chaud ou froid, ou encore cuit dans la sauce.

DONNE 8 PÉPITES DE POULET

*2 poitrines de poulet, désossé et sans peau*
*1 œuf*
*1 c. à soupe de lait*
*farine*
*graines de sésame*
*1 c. à soupe d'huile végétale*

Marinade
*1 c. à thé de sauce soya*
*1/4 c. à thé de sel*
*1/4 c. à thé de sucre*
*1 c. à thé de fécule de maïs*
*1 c. à soupe d'eau*

Sauce
*1 c. à soupe de miel*
*1 c. à dessert de sauce soya*
*1 c. à thé de jus de citron frais pressé*

Coupez le poulet en 8 morceaux. Mélangez ensemble tous les ingrédients de la marinade et faites mariner le poulet au moins deux heures.

Battez l'œuf avec le lait. Enrobez les morceaux de poulet de farine, puis d'œuf et de graines de sésame. Faites frire dans l'huile chaude environ 5 minutes, en retournant fréquemment le poulet pour dorer de toutes parts.

Combinez les ingrédients de la sauce dans un bol, puis versez sur le poulet dans la poêle à frire et cuisez encore 2 minutes.

| ☺ | | ☹ | |
|---|---|---|---|

# Sauté de foies de poulet aux germes de blé

DONNE 2 PORTIONS D'ADULTE

*2 échalotes, pelées et hachées fin*
*margarine*
*50 g (2 oz) de jeunes carottes, lavées et en lamelles*
*100 g (4 oz) de foies de poulet*
*1 œuf, battu*
*2 c. à soupe de germes de blé*
*50 ml (1/4 t.) de bouillon de poulet* *(voir p. 62)*

Dans une poêle à frire, faites revenir les échalotes dans 25 g (1 oz) de margarine. Après 1 minute, ajoutez les carottes et cuisez encore 1 minute. Enrobez les foies d'œuf, puis de germes de blé. Faites-les frire environ 3 minutes dans la poêle avec échalotes et carottes (il faudra peut-être ajouter un peu de margarine pour que les foies n'attachent pas). Versez dessus le bouillon, couvrez et faites mijoter 15 minutes, pour bien cuire la viande. Coupez les foies en morceaux et servez avec une purée de pommes de terre.

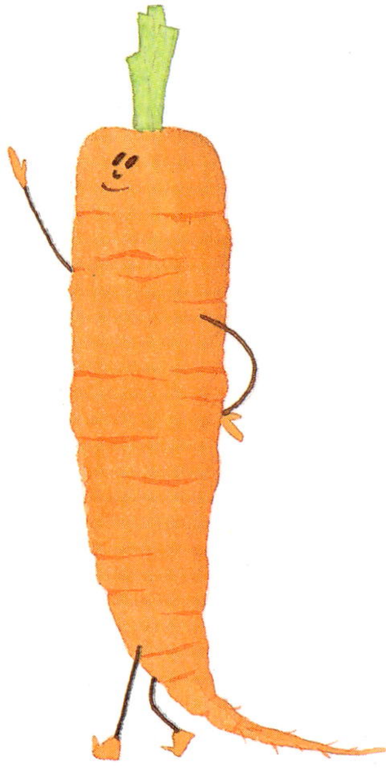

# *VIANDE*

## Hamburgers juteux

Ces hamburgers sont très tendres. Servez-les avec des croustilles et du ketchup, ils plairont sûrement à votre bambin.

DONNE 8 HAMBURGERS

*1 tomate mûre, pelée et épépinée*
*1 oignon moyen, pelé*
*1 pomme de terre moyenne, pelée*
*450 g (1 lb) de bœuf haché maigre*
*4 c. à soupe de panure de blé complet*
*1 c. à soupe de persil haché*
*1 c. à thé de Marmite (ou bouillon de bœuf concentré), dissous dans 50 ml (2 oz) d'eau bouillante*
*poivre noir*
*huile végétale*

Garniture
*1 oignon, pelé, tranché fin et frit dans un peu d'huile*

Râpez tomate, oignon et pomme de terre au robot de cuisine et incorporez à la viande. Ajoutez tous les autres ingrédients et mélangez bien. Faites chauffer de l'huile dans une poêle à frire et façonnez la viande en 8 hamburgers. Faites frire environ 10 minutes, en cuisant bien de chaque côté. Déposez des tranches d'oignon frit sur chaque hamburger et servez.

| ☺ | | ☹ | |
|---|---|---|---|

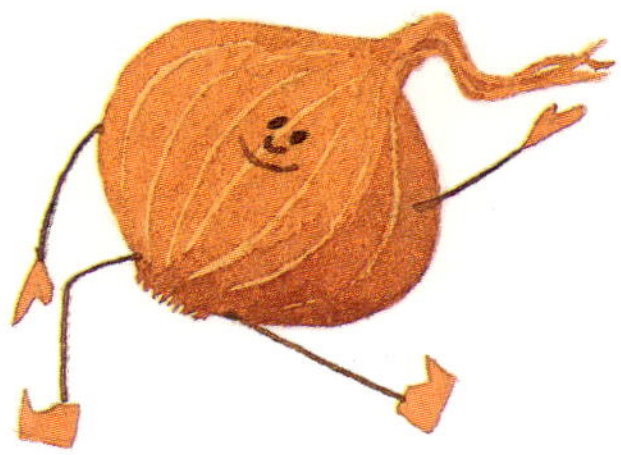

# Mini-boulettes de viande en sauce tomate

Elles sont très bonnes servies sur des spaghettis, et font un excellent repas pour toute la famille. Elles se mangent aussi, chaudes ou froides, avec les doigts.

DONNE 36 PETITES BOULETTES

*450 g (1 lb) de bœuf haché maigre*
*1 oignon, pelé et haché fin*
*1 c. à soupe de persil haché*
*1 c. à thé de Marmite (ou bouillon de bœuf concentré), dissous dans un peu d'eau bouillante*
*1 œuf, battu*
*sel et poivre*
*2 tranches minces de pain blanc*
*2 c. à soupe de lait*
*farine*
*50 g (2 oz) de margarine*

Sauce
*1 oignon, pelé et haché fin*
*un peu de margarine*
*1/2 poivron rouge et 1/2 vert, épépinés et hachés fin*
*1 boîte de 400 g (14 oz) de tomates, égouttées et hachées*
*2 c. à soupe de concentré de tomate*
*1 c. à thé de vinaigre de vin rouge*
*1 c. à soupe de lait*
*1 c. à soupe de basilic haché*

Dans un bol, mélangez ensemble viande, oignon, persil, Marmite, œuf, sel et poivre. Enlevez la croûte du pain et trempez la mie dans le lait quelques minutes, puis exprimez le surplus. Déchirez le pain en petits morceaux et ajoutez à la viande. Façonnez le mélange en petites boulettes et enrobez-les de farine. Faites frire dans la margarine, pour dorer de toutes parts. Préchauffez le four à 180 °C (350 °F).

Pour la sauce, faites revenir l'oignon dans un peu de margarine, pour rendre translucide, puis ajoutez les poivrons et cuisez encore 4 minutes. Ajoutez tomates, concentré de tomate, vinaigre, lait, basilic, sel et poivre, puis faites mijoter 10 à 15 minutes. Mettez les boulettes de viande dans un plat à four, versez la sauce tomate dessus et mélangez bien. Couvrez et mettez au four 1 heure.

| ☺ | | ☹ | |
|---|---|---|---|

# Hachis Parmentier

Vous pouvez le préparer dans des ramequins: votre bambin sera ravi d'avoir son plat individuel. Montrez-le-lui avant de vider le contenu dans son assiette.

DONNE 6 PORTIONS D'ADULTE

*1 oignon, pelé et haché fin*
*huile végétale*
*450 g (1 lb) de bœuf haché*
*1/2 poivron rouge et 1/2 vert, épépinés et hachés fin*
*1 c. à soupe de persil haché fin*
*250 ml (1 t.) de bouillon de poulet* *(voir p. 62)*
*1 c. à thé de Marmite (ou bouillon de bœuf concentré)*
*sel et poivre*
*100 g (4 oz) de petits champignons, lavés et tranchés*
*un peu de margarine*

Garniture

*450 g (1 lb) de pommes de terre, pelées et hachées*
*15 g (1/2 oz) de margarine*
*50 ml (1/4 t.) de lait*

Dans une sauteuse, faites revenir l'oignon avec un peu d'huile, pour dorer. Quand l'oignon est cuit, ajoutez poivrons et persil et cuisez encore 4 à 5 minutes. Faites frire la viande dans une poêle, puis hachez-la 30 secondes au robot de cuisine. Ajoutez-la au mélange de légumes cuits, puis incorporez bouillon, Marmite, sel et poivre. Couvrez et cuisez 20 minutes à feu doux. Faites revenir les champignons avec un peu d'huile et ajoutez à la viande quand elle est cuite. Préchauffez le four à 180 °C (350 °F).

Pour la garniture, cuisez les pommes de terre dans l'eau bouillante salée environ 25 minutes. Égouttez, puis écrasez avec margarine, lait, sel et poivre. Étalez sur la viande dans un grand plat ou des ramequins individuels et mettez au four 10 minutes. Parsemez de noix de margarine et faites gratiner au gril chaud 3 minutes.

# Steak Benihana

Quand il était petit, mon fils adorait manger chez Benihana. «Benihana» signifie «rose rouge»; c'est le nom d'une chaîne de restaurants japonais se spécialisant dans la cuisine Teppan-yaki. Les plats sont préparés devant les clients par un cuisinier japonais, qui amuse les enfants en jonglant avec les aliments et les couteaux tout en travaillant!

Même si je ne suis pas prête à faire ces tours de passe-passe dans ma cuisine, j'ai obtenu du chef de Benihana des recettes faciles à préparer (dont celle-ci), que les bambins dévorent avec enthousiasme. Vous pouvez compléter la mise en scène en portant des kimonos japonais et en mangeant avec des baguettes!

DONNE 2 PORTIONS D'ADULTE

*150 g (5 oz) de steak d'aloyau*
*2 c. à soupe de sauce soya*
*1/2 c. à thé de sucre*
*2 c. à soupe d'oignons hachés*
*huile végétale ou de soya*
*50 g (2 oz) de petits champignons, tranchés*

Coupez le steak en petits morceaux. Chauffez la sauce soya avec le sucre, pour bien dissoudre celui-ci. Faites mariner la viande dans la sauce soya avec oignons environ 30 minutes.

Retirez viande et oignons de la sauce soya et égouttez. Chauffez un peu d'huile dans une poêle et, quand elle est très chaude, faites frire la viande et cuisez à point. Enlevez la viande, puis faites revenir oignons et champignons dans la poêle. Mettez steak, oignons et champignons dans une assiette et servez.

# Veau Stroganoff

Le veau est plus facile à mâcher que le bœuf pour votre bambin. Cette recette, de préparation rapide et facile, est délicieuse. C'est un bon plat pour toute la famille, servi avec des nouilles. Pour lui donner une touche encore plus authentique, garnissez de crème sure.

DONNE 2 PORTIONS D'ADULTE

*huile végétale*
*1 oignon, pelé et haché très fin*
*1/2 poivron vert et 1/2 jaune, épépinés et en lamelles*
*225 g (8 oz) d'escalopes de veau, en lamelles*
*farine*
*sel et poivre*
*300 ml (1 1/4 t.) de bouillon de poulet (voir p. 62)*
*175 g (6 oz) de petits champignons, lavés et tranchés*

Chauffez un peu d'huile dans une poêle et faites revenir l'oignon 3 à 4 minutes. Ajoutez les poivrons et cuisez encore 1 minute. Enrobez les lamelles de veau de farine salée et poivrée, puis ajoutez aux légumes et cuisez environ 3 minutes, pour bien dorer (ajoutez un peu d'huile si la viande attache). Versez le bouillon sur la viande et les légumes, puis incorporez champignons, sel et poivre.
Couvrez et laissez mijoter environ 8 minutes.

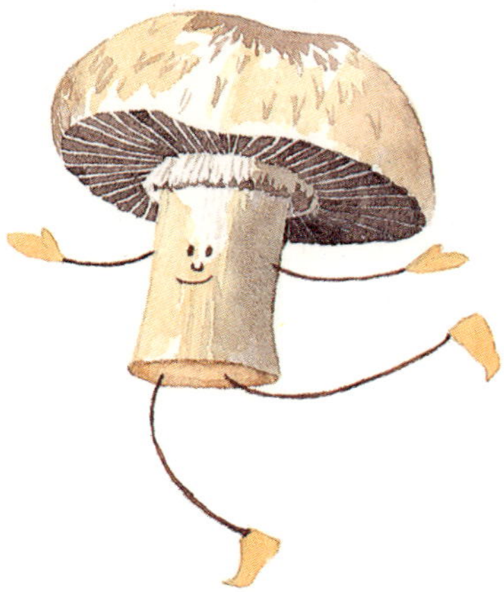

# Côtelettes d'agneau au céleri

DONNE 4 PORTIONS D'ADULTE

*4 côtelettes d'agneau.*
*huile végétale*
*2 c. à soupe de sucre roux*
*quelques gouttes de sauce Worcestershire*
*1 c. à soupe de jus de citron*
*un peu de poivre noir*
*1/2 branche de céleri, hachée fin*
*1/2 petit oignon, haché fin*
*1/2 poivron vert, haché fin*
*4 c. à soupe de ketchup*

Préchauffez le four à 160 °C (325 °F). Faites dorer les côtelettes d'agneau avec un peu d'huile et faites revenir céleri et oignon 4 minutes. Mélangez ensemble sucre, sauce Worcestershire, jus de citron et poivre. Badigeonnez-en la viande, parsemez céleri, oignon et poivron dessus et garnissez de ketchup. Mettez au four 1 heure.

# Foie de veau à la lyonnaise

DONNE 1-2 PORTIONS D'ADULTE

*1/2 oignon, pelé et haché*
*1 c. à soupe de poivron vert haché fin*
*huile végétale*
*2 c. à soupe de champignons hachés*
*1 tomate moyenne, pelée, épépinée et hachée*
*100 g (4 oz) de foie de veau*

Faites revenir oignon et poivron avec un peu d'huile, pour dorer l'oignon. Ajoutez champignons et tomate, et cuisez encore 2 minutes. Faites frire le foie 1 1/2 minute de chaque côté. Quand il est cuit, coupez en petits morceaux et couvrez des légumes.

# *PÂTES*

## Sauce aux épinards

C'est une sauce délicieuse qui accompagne bien tous les types de pâtes.

DONNE 2 PORTIONS D'ADULTE

*225 g (8 oz) d'épinards frais, lavés et sans tiges dures*
*25 g (1 oz) de margarine*
*15 g (1/2 oz) de farine*
*250 ml (1 t.) de lait*
*2 c. à soupe de fromage parmesan râpé*
*1 pincée de muscade frais moulue*
*sel et poivre*

Cuisez environ 5 minutes les épinards avec très peu d'eau. Égouttez, en réservant 2 c. à soupe du jus de cuisson.

Préparez une sauce béchamel avec margarine, farine et lait (voir p. 59). Ajoutez-y le jus réservé des épinards ainsi que parmesan et muscade.

Hachez fin les épinards au robot de cuisine et incorporez à la sauce avec sel et poivre. Servez sur des pâtes cuites de votre choix et parsemez d'un peu de parmesan râpé.

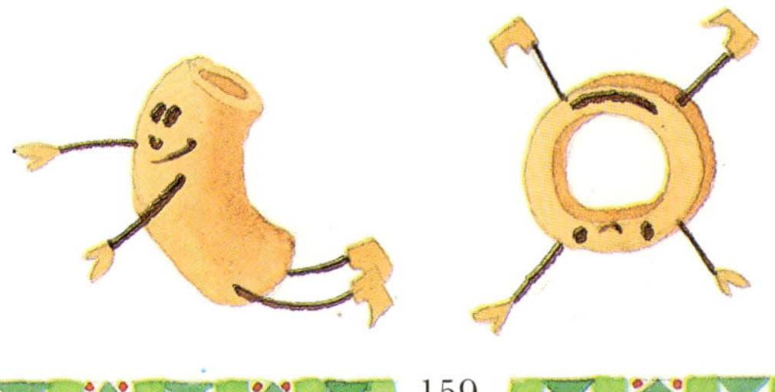

# Pennes aux courgettes et fromage

Les bambins adorent les pâtes qui se mangent avec les doigts.

DONNE 4 PORTIONS D'ADULTE

*450 g (1 lb) de courgettes, tranchées*
*70 ml (2 1/2 oz) d'huile d'olive*
*225 g (8 oz) de pennes*
*100 g (4 oz) de fromage mozzarella, en dés*
*1 œuf, battu*
*25 g (1 oz) de fromage parmesan râpé*

Faites frire les courgettes légèrement dans l'huile, pour attendrir mais sans trop cuire. Plongez les pâtes dans l'eau bouillante salée, pour les cuire *al dente*. Faites chauffer un plat de service et, dès que les pâtes sont cuites, égouttez et déposez dans ce plat. Ajoutez le mozzarella et touillez bien pour le faire fondre, puis incorporez œuf et courgettes en mélangeant rapidement. Parsemez de parmesan, faites gratiner au gril et servez tout de suite.

| ☺ | | ☹ | |
|---|---|---|---|

# Macaronis au fromage

DONNE 3 PORTIONS D'ADULTE

*100 g (4 oz) de macaronis*
*sel*
*15 g (1/2 oz) de margarine*
*1 c. à soupe de farine*
*175 ml (3/4 t.) de lait*
*25 g (1 oz) de fromage cheddar, râpé*
*1 c. à soupe de ketchup*
*1 c. à dessert de ciboulette hachée (facultatif)*

Garniture

*2 c. à soupe de panure*
*25 g (1 oz) de fromage cheddar, râpé*
*un peu de margarine*

Plongez les macaronis dans l'eau bouillante salée, pour les cuire *al dente*. Préparez une sauce béchamel épaisse avec margarine, farine et lait (voir p. 59). Retirez la sauce du feu et incorporez fromage, ketchup et ciboulette.

Égouttez les macaronis et déposez dans un plat à four, puis mélangez avec la sauce. Parsemez de panure, fromage et noix de margarine. Faites gratiner au gril 2 à 3 minutes.

# Spaghettinis primavera

Voici un excellent plat, savoureux et très coloré. Ne cuisez pas trop les légumes pour qu'ils conservent un peu de leur croquant.

DONNE 4 PORTIONS D'ADULTE

*25 g (1 oz) de margarine*
*4 tomates, pelées, épépinées et hachées*
*1 c. à soupe de basilic haché*
*100 g (4 oz) de champignons, lavés et tranchés*
*50 ml (1/4 t.) de lait*
*100 g (4 oz) chacun de fleurettes de chou-fleur et brocoli*
*2 courgettes, en tranches de 5 mm (1/4 po) d'épaisseur*
*100 g (4 oz) de spaghettinis*
*fromage parmesan râpé*

Faites fondre la margarine dans une petite sauteuse et faites revenir tomates et basilic 2 minutes. Ajoutez les champignons et cuisez encore 3 minutes. Incorporez le lait et continuez à cuire 2 minutes. Plongez les pâtes dans l'eau bouillante salée, pour cuire *al dente*. Cuisez les autres légumes à la vapeur, pour attendrir à peine. Ajoutez-les aux tomates et champignons. Cuisez à feu doux 2 minutes, puis incorporez aux pâtes cuites et touillez bien. Parsemez de parmesan et servez tout de suite.

# Foie de poulet en sauce tomate avec pâtes

Voici une bonne recette pour encourager votre bambin à manger du foie. Plusieurs enfants qui ne raffolent pas du foie en mangent volontiers s'il est mêlé à des pâtes. Les tout-petits aiment bien ce plat avec des pâtes fusilis en trois couleurs, vendues dans les supermarchés.

DONNE 3 PORTIONS D'ADULTE

*1/2 petit oignon, pelé et haché fin*
*huile végétale*
*1/2 petit poivron rouge, épépiné et haché*
*50 g (2 oz) de champignons, lavés et tranchés*
*1 ou 2 foies de poulet, lavés et tranchés*
*2 c. à soupe de concentré de tomate*
*120 ml (1/2 t.) de bouillon de poulet* *(voir p. 62)*
*1 c. à dessert de persil haché*
*75 g (3 oz) de pâtes*

Faites revenir l'oignon dans un peu d'huile. Quand il est tendre et translucide, incorporez poivron et champignons. Continuez à cuire 2 à 3 minutes, puis ajoutez tranches de foie, concentré de tomate, bouillon et persil. Couvrez et laissez mijoter environ 10 minutes à feu doux, pour bien attendrir la viande. Plongez les pâtes dans l'eau bouillante salée et cuisez pour qu'elles soient *al dente*. Égouttez, puis versez dessus la sauce au foie.

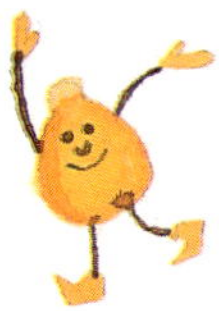

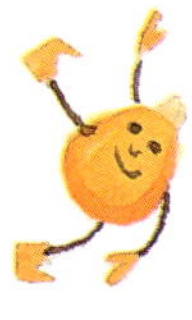

# Salade de pâtes et légumes multicolore

Je prépare cette recette avec des pâtes de plusieurs couleurs en forme d'animaux, et les bambins s'amusent à reconnaître les différents ingrédients. Ce plat est vraiment joli et coloré, et vous pouvez le servir chaud ou froid. Si vous êtes végétarien, omettez le poulet.

DONNE 4 PORTIONS D'ADULTE

*100 g (4 oz) de pâtes multicolores*
*1 poitrine de poulet, sans peau et coupée en bouchées*
*huile végétale*
*3 jeunes carottes (ou 1 moyenne), en lamelles*
*100 g (4 oz) de petits champignons, lavés et tranchés*
*50 g (2 oz) chacun de fleurettes de chou-fleur et brocoli*
*3 courgettes, lavées et tranchées*
*50 g (2 oz) de haricots verts, hachés*
*100 g (4 oz) de maïs congelé*
*1/2 poivron rouge, haché fin*
*sucre*

Vinaigrette
*2 c. à soupe de vinaigre de cidre ou de vin rouge*
*sel et poivre noir*
*50 ml (1/4 t.) d'huile d'olive*
*2 oignons verts, hachés fin (ou 2 c. à soupe de ciboulette hachée)*

Plongez les pâtes dans l'eau bouillante salée, puis égouttez quand c'est cuit *al dente*. Faites dorer le poulet de toutes parts dans un peu d'huile (env. 2 min.), puis ajoutez carottes et champignons, et cuisez encore 5 minutes. Cuisez à la vapeur chou-fleur, brocoli, courgettes et haricots, pour qu'ils soient encore croquants (les deux premiers prendront un peu plus de temps). Cuisez 5 minutes maïs et poivron dans de l'eau avec un peu de sucre et de sel.

Pour la vinaigrette, mélangez le vinaigre avec sel et poivre, puis incorporez l'huile graduellement, en battant, et ajoutez les oignons. Combinez tous les éléments de la salade, puis versez la vinaigrette dessus et touillez bien.

# *FRUITS ET DESSERTS*

## Banane royale

Un dessert facile à préparer et très nourrissant. Et il est très décoratif, surtout si vous incluez des fruits exotiques (kiwi, mangue, papaye...)

DONNE 1 PORTION D'ADULTE

*1 banane*
*1 c. à soupe de fromage cottage*
*3 c. à soupe de divers fruits, en dés*

Pelez la banane et coupez en deux sur la longueur. Placez les moitiés de chaque côté d'un petit bol oblong, avec les bouts qui se touchent. Étalez le fromage cottage au centre et disposez les fruits dessus.

| ☺ | | ☹ | |
|---|---|---|---|

## Délice à la pêche Melba

Une version nutritive d'un célèbre dessert à la crème glacée.

DONNE 2 PORTIONS D'ADULTE

*150 g (5 oz) de yogourt grec*
*60 g (2 1/4 oz) de fromage frais*
*1 c. à thé de sucre*
*1 pêche, pelée et en dés*
*175 g (6 oz) de framboises*
*1 c. à soupe de Corn Flakes émiettés*

Mélangez yogourt, fromage frais et sucre. Incorporez les fruits et parsemez de Corn Flakes émiettés.

| ☺ | | ☹ | |
|---|---|---|---|

# Salade de fruits enneigée

Essayez cette salade de fruits riche en vitamine C: c'est mieux que les suppléments! Vous pouvez créer votre propre combinaison, selon la saison.

DONNE 5 PORTIONS D'ADULTE

*1 pêche, pelée, dénoyautée et en dés*
*1 papaye, pelée, épépinée et en dés*
*8 fraises, lavées, équeutées et en quartiers*
*2 oranges, pelées complètement et en dés*
*1 c. à soupe de framboises ou mûres*
*1/2 petit cantaloup, la pulpe coupée en dés*
*100 g (4 oz) de cerises, dénoyautées et coupées en deux*
*1 petite tranche de pulpe de pastèque, dénoyautée et en dés*
*2 kiwis, pelés et tranchés*
*jus de 1 orange*

Garniture

*450 g (1 lb) de yogourt nature*
*2 c. à soupe de miel*
*2 c. à soupe de germes de blé ou muesli*

Mettez tous les fruits dans un grand bol. Versez le jus d'orange dessus et touillez bien. Mélangez ensemble yogourt, miel et germes de blé (ou muesli) et versez sur les fruits juste avant de servir.

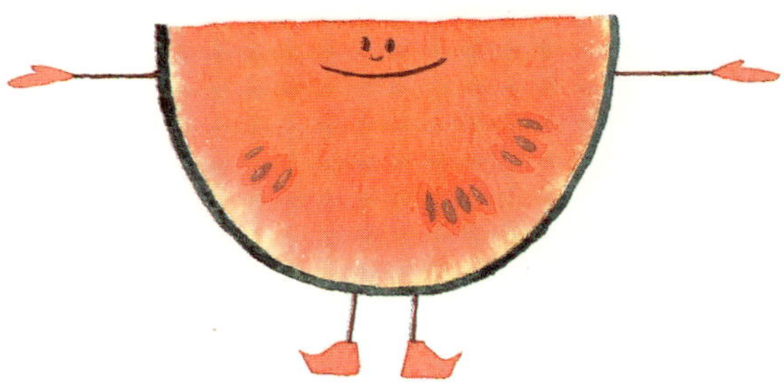

# Pêches et amarettis au four

Les amarettis sont des biscuits italiens aromatisés à l'Amaretto. Si vous n'en trouvez pas, remplacez-les par des macarons émiettés. Ce dessert facile à préparer a un air de fête et une saveur divine! Pour les adultes, vous pouvez substituer de l'Amaretto au jus de pomme.

DONNE 4 PORTIONS D'ADULTE

*2 pêches mûres*
*4 biscuits Amarettis*
*85 ml (3 oz) de jus de pomme*
*1 c. à thé d'extrait d'amandes*

Préchauffez le four à 180 °C (350 °F). Lavez les pêches, coupez en deux et dénoyautez délicatement. Déposez les moitiés de pêche sur un plat à four, la partie tranchée vers le haut. Placez un biscuit Amaretti dans la cavité de chacune. Mélangez ensemble jus de pomme et extrait d'amandes, puis versez sur les pêches. Couvrez le plat d'une feuille d'aluminium et mettez au four 15 à 20 minutes. Ce dessert se mange chaud ou froid.

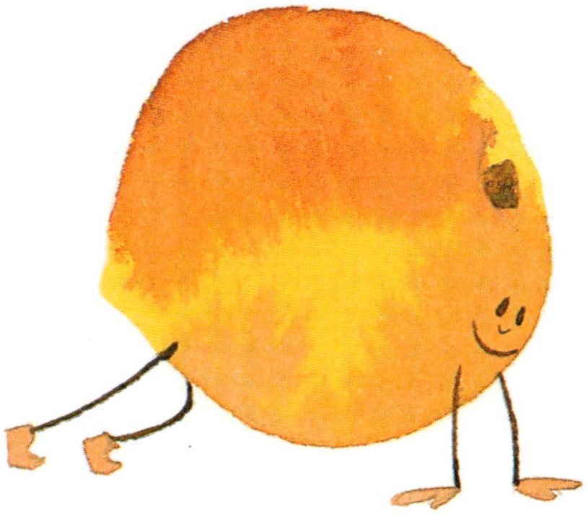

# Croustade de pommes

J'aime la croustade très fruitée, c'est pourquoi cette recette contient plus de fruits que de garniture. Utilisez une variété de pommes plus sucrées pour ne pas avoir à les cuire au préalable et à y ajouter du sucre. Vous pouvez aussi les remplacer par 350 g (12 oz) de rhubarbe, 75 g (3 oz) de sucre roux et le jus de 1 petite orange, pour faire une croustade à la rhubarbe. Ou utilisez le mélange de pommes et de mûres en page 86.

DONNE 6 PORTIONS D'ADULTE

*6 pommes, pelées, sans cœur et tranchées fin*
*1/2 c. à thé de poudre de cannelle*
*2 c. à soupe d'eau*

Garniture
*100 g (4 oz) de farine ordinaire (ou 1/2 ordinaire et 1/2 complète)*
*75 g (3 oz) de margarine ou de beurre, en dés*
*50 g (2 oz) de sucre*
*50 g (2 oz) de flocons d'avoine*
*1 pincée de sel*

Préchauffez le four à 180 °C (350 °F). Pour la garniture, tamisez la farine dans un bol, ajoutez la margarine (ou le beurre) et incorporez en frottant avec les doigts. Ajoutez sucre, avoine et sel et continuez à travailler du bout des doigts afin d'obtenir un mélange granuleux.

Disposez les pommes dans un plat à four rond assez profond, puis ajoutez cannelle et eau. Étalez la garniture dessus et mettez au four 30 minutes. La garniture devrait alors être bien dorée sur le dessus.

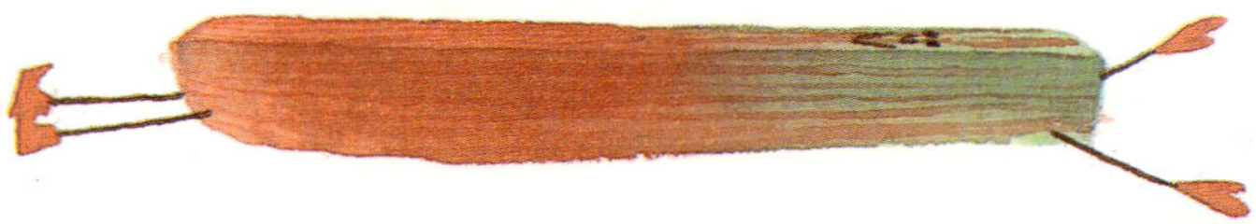

# Gâteau au fromage sans cuisson

C'est le meilleur gâteau au fromage que j'aie jamais goûté! Il est doux et crémeux, et se prépare en 15 minutes. Pour le servir à des adultes et impressionner vos invités, trempez les biscuits dans du lait et du brandy au lieu du jus de pomme.

DONNE 15 PORTIONS D'ADULTE

Base

*40 biscuits doigts-de-dame ou langues-de-chat, trempés dans 175 ml (3/4 t.) de jus de pomme*

Garniture

*1 sachet de 125 g (4 1/2 oz) de gelée au citron*

*175 ml (3/4 t.) d'eau bouillante*

*250 g (9 oz) de lait condensé*

*675 g (1 1/2 lb) de fromage à la crème allégé*

*90 g (3 1/2 oz) de sucre*

*1 c. à thé d'extrait de vanille*

*250 ml (1 t.) de crème à fouetter*

*poudre de cannelle*

Faites dissoudre la gelée dans l'eau bouillante. Dans un grand bol, mélangez ensemble lait condensé, fromage à la crème, sucre et vanille. Incorporez le mélange de gelée refroidie. Fouettez la crème en pics assez fermes, puis incorporez délicatement au mélange de gelée et fromage.

Disposez la moitié des biscuits amollis pour tapisser le fond d'un moule de 25 x 7,5 cm (10 x 3 po). Versez la moitié de la garniture sur les biscuits, puis disposez une autre couche de biscuits dessus et couvrez avec le reste de la garniture. Réfrigérez plusieurs heures pour faire prendre. Avant de servir, saupoudrez le gâteau de cannelle.

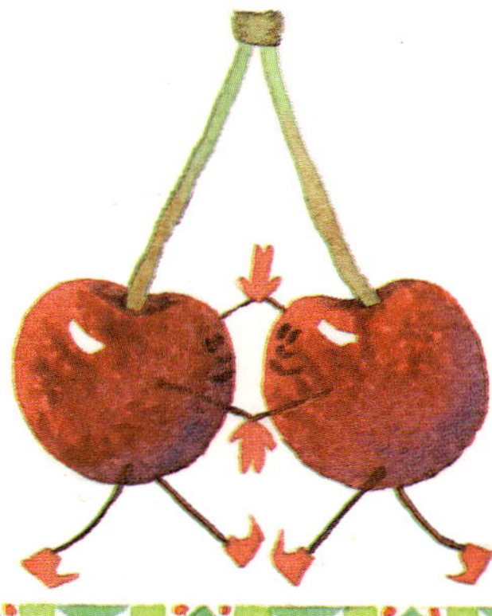

# Clafoutis aux cerises

DONNE 6 PORTIONS D'ADULTE

*75 g (3 oz) de farine, tamisée*
*50 g (2 oz) de sucre*
*1 pincée de sel*
*3 œufs*
*450 ml (15 oz) de lait*
*450 g (1 lb) de cerises, dénoyautées*
*25 g (1 oz) de margarine ou beurre*
*sucre, pour garnir*

Préchauffez le four à 180 °C (350 °F). Faites un puits au milieu de la farine et incorporez-y sucre, sel et œufs. Puis battez-y le lait graduellement pour obtenir une pâte homogène. Étalez les cerises dans un moule à four beurré et versez la pâte dessus. Mettez au four 35 à 40 minutes, puis saupoudrez de sucre.

| ☺ | | ☹ | |
|---|---|---|---|

# Pouding aux lokshens

Les lokshens sont des nouilles aux œufs très fines. Ceci est un de mes desserts préférés. Vous pouvez aussi y ajouter des amandes émincées.

DONNE 8 PORTIONS D'ADULTE

*225 g (8 oz) de lokschens*
*(ou cheveux d'ange)*
*175 g (6 oz) chacun de raisins secs de*
*Corinthe et de Smyrne*
*1 gros œuf, battu*
*50 g (2 oz) de margarine, fondue*
*1 c. à dessert de sucre roux*
*3/4 c. à thé de cannelle ou*
*d'épices mélangées*

Préchauffez le four à 150 °C (300 °F). Plongez les pâtes dans l'eau bouillante salée et cuisez 5 minutes. Mélangez ensemble tous les autres ingrédients, puis incorporez aux pâtes cuites et égouttées. Déposez dans un plat à four peu profond, garnissez de noix de margarine et mettez au four 30 minutes.

| ☺ | | ☹ | |
|---|---|---|---|

# Crème glacée maison

La crème glacée maison est délicieuse, mais très riche. Pour l'alléger, remplacez la crème par du yogourt nature ou grec. Dans ce cas, vous devrez peut-être ajouter du sucre à votre crème glacée. Pour créer plusieurs desserts nutritifs différents, incorporez-y diverses saveurs ou purées de fruits, selon la saison ou votre humeur.

DONNE 6 PORTIONS D'ADULTE

*215 g (7 1/2 oz) de lait condensé écrémé*
*2 c. à soupe de poudre de gélatine*
*150 ml (5 oz) de crème à fouetter ou*
*225 g (8 oz) de yogourt nature ou grec*
*(ou 1/2 yogourt et 1/2 crème)*

Réfrigérez le lait condensé, puis battez pour rendre épais et crémeux. Dissolvez la gélatine en l'arrosant de 3 c. à soupe d'eau très chaude, puis incorporez délicatement au lait battu et réfrigérez 30 minutes. Fouettez la crème en pics fermes, puis incorporez au lait battu et ajoutez le yogourt (si nécessaire). Déposez à la cuiller dans un contenant à congélateur. Congelez 2 heures, puis retirez et battez vigoureusement. Remettez au congélateur, pour raffermir. Sortez à la température ambiante 10 minutes avant de servir.

Pour créer différentes versions de cette recette, ajoutez-y:

**Pêches et groseilles.** 120 ml (1/2 t.) de purée de pêches et 2 c. à soupe de confiture de groseilles rouges.

**Poire et gingembre.** 175 ml (3/4 t.) de purée de poires et 1/4 de c. à thé de gingembre.

**Baies.** 175 ml (3/4 t.) de purée de baies au choix: fraises, framboises, mûres, bleuets (individuellement ou ensemble). Passez à la passoire avant d'utiliser.

**Fruits exotiques.** 175 ml (3/4 t.) de purée de mangue, papaye, litchis, ananas ou cantaloup (ou un mélange).

**Halva.** 100 g (4 oz) de halva en petites lamelles.

**Érable et chocolat.** 2 c. à soupe de sirop d'érable et 3 c. à soupe de brisures de chocolat.

# Glaces à l'eau

Les enfants aiment beaucoup les glaces à l'eau. Pour en préparer, vous pouvez vous procurer des moules munis de bâtonnets-couvercles de plastique. Versez-y un jus ou une purée de fruits, couvrez avec le bâtonnet et mettez au congélateur. Pour démouler, trempez le moule dans l'eau tiède. Vous pouvez aussi vous servir de verres de papier ou de plastique couverts d'une feuille d'aluminium, percée au milieu pour insérer un bâtonnet de bois presque jusqu'au fond.

Comme base de vos glaces à l'eau, utilisez vos propres purées de fruits frais ou des jus de fruits naturels. Sucrez au goût avec un peu de sucre ou de miel et incorporez du yogourt nature à la purée pour faire un yogourt glacé. Ces ingrédients purs sont bien meilleurs pour votre enfant que les glaces à l'eau commerciales, qui contiennent pour la plupart beaucoup de colorants, d'additifs et de sucre. À deux ans, mon fils adorait les glaces à l'eau aux fruits de la passion (tout comme son père, d'ailleurs!). Essayez aussi le jus d'ananas, le jus d'orange concentré et le jus de pomme pétillant.

Les glaces bicolores sont très amusantes. Remplissez les moules à moitié avec une purée et congelez, puis versez dessus une autre purée d'une couleur contrastante et remettez au congélateur.

# Glaces à l'eau aux fruits

DONNE 6 GLACES À L'EAU

*1 pomme, pelée et sans cœur*
*1 poire, pelée et sans cœur*
*1 orange, pelée et en quartiers*
*1 petite banane*
*120 ml (1/4 t.) de jus d'orange frais pressé*

Mettez tous les ingrédients dans un mélangeur ou robot de cuisine et réduisez en purée. Versez dans les moules et congelez.

# *PÂTISSERIE*

## Gâteau aux fruits anglais

Ce riche gâteau aux fruits foncé se sert en petites tranches à l'heure du thé. Il se conserve très bien un mois (à moins qu'il ne disparaisse plus vite). Si vous le préparez pour des adultes, faites macérer les fruits dans un mélange de brandy et de porto au lieu du jus d'orange.

DONNE 16 PORTIONS D'ADULTE

*275 g (10 oz) chacun de raisins de Corinthe et de Smyrne*
*350 g (12 oz) de raisins secs*
*175 ml (3/4 t.) de jus d'orange*
*225 g (8 oz) de margarine ou beurre*
*150 g (5 oz) de sucre roux*
*4 œufs*
*100 g (4 oz) de noix hachées*
*150 g (5 oz) d'écorces confites mélangées*
*100 g (4 oz) de cerises confites, hachées*
*225 g (8 oz) de farine*
*1 c. à thé de bicarbonate de soude*
*1/2 c. à thé de sel*
*2 c. à thé de poudre de cannelle*
*1 c. à thé de gingembre moulu*
*2 c. à thé d'épices mélangées*

Aspergez les raisins secs de jus d'orange et laissez macérer environ 2 heures. Préchauffez le four à 150-160 °C (300-325 °F). Battez la margarine avec le sucre, puis incorporez les œufs, un à la fois. Ajoutez les fruits secs et leur liquide avec noix, écorces confites et cerises.

Dans un autre bol, mélangez ensemble le reste des ingrédients secs, puis incorporez au mélange de fruits. Versez la pâte dans un moule à gâteau beurré et fariné de 25 cm (10 po) de diamètre. Mettez au four 2 à 2 1/2 heures. Laissez refroidir, puis rangez dans un contenant hermétique.

# Délice aux pommes

Voici un gâteau moelleux couronné de tranches de pommes.
Pour une fête d'enfants, coupez-le en carrés: les bambins l'adoreront.

DONNE 12 CARRÉS

*65 g (2 1/2 oz) de sucre roux*
*165 g (5 1/2 oz) de farine*
*1/2 c. à thé de levure chimique (poudre à pâte)*
*1/2 c. à thé de bicarbonate de soude*
*1 pincée de sel*
*1 œuf*
*50 ml (1/4 t.) d'huile végétale*
*120 ml (1/2 t.) de purée de pommes* *(voir p. 24)*
*50 g (2 oz) de yogourt aux pommes ou à la vanille*
*1/2 c. à thé d'extrait de vanille*

### Garniture

*3 pommes, pelées, sans cœur et tranchées fin*
*1 c. à thé de poudre de cannelle*

### Glaçage

*4 c. à soupe de confiture d'abricots*
*1 c. à soupe d'eau*
*1 c. à soupe de jus de citron*

Préchauffez le four à 180 °C (350 °F). Mélangez tous les ingrédients secs ensemble dans un bol. Battez l'œuf avec huile, purée de pommes, yogourt et vanille. Ajoutez ce mélange aux ingrédients secs et mélangez pour bien incorporer.

Versez la pâte dans un moule rectangulaire beurré de 15 x 25 cm (6 x 10 po), puis disposez dessus les tranches de pommes. Saupoudrez de cannelle et mettez au four 35 minutes.

Pour le glaçage, mettez tous les ingrédients dans une petite casserole et cuisez 1 minute à feu doux. Passez le mélange à la passoire et badigeonnez-en la garniture de pommes.

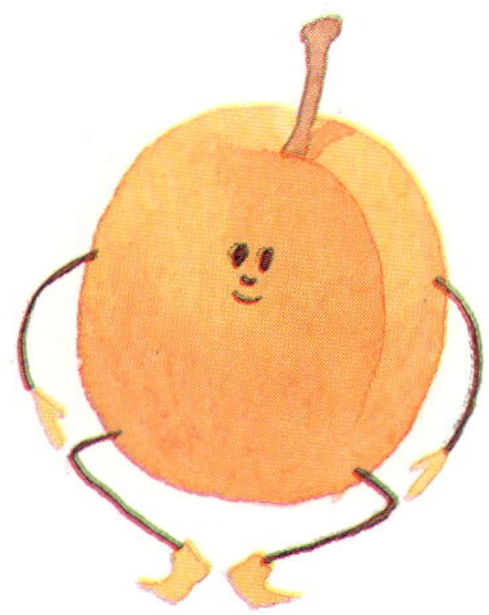

# Petits gâteaux aux Smarties

Ils sont idéals pour les fêtes d'anniversaire, et vous pouvez les conserver au congélateur, de préférence avant de les glacer. J'utilise deux glaçages de couleurs contrastantes: un au chocolat et un au fromage à la crème. Ou préparez-en une double quantité, puis divisez en deux avant d'ajouter des colorants différents.

DONNE 18 PETITS GÂTEAUX

*100 g (4 oz) de beurre doux mou*
*150 g (5 oz) de sucre*
*2 œufs*
*1/2 c. à thé d'extrait de vanille*
*200 g (7 oz) de farine à pâtisserie*
*2 c. à thé de levure chimique (poudre à pâte)*
*1/4 c. à thé de sel*
*70 ml (2 1/2 oz) de lait*
*170 g (6 oz) de raisins secs (facultatif)*
*1 boîte de pastilles de chocolat Smarties*

Glaçage au chocolat
*25 g (1 oz) de chocolat*
*25 g (1 oz) de beurre doux mou*
*100 g (4 oz) de sucre glace, tamisé*
*1 c. à thé de lait*

Glaçage au fromage à la crème
*50 g (2 oz) de beurre doux*
*225 g (8 oz) de sucre glace*
*1 c. à thé d'extrait de vanille*
*100 g (4 oz) de fromage à la crème*

Préchauffez le four à 200 °C (400 °F). Battez beurre et sucre ensemble, pour rendre léger et crémeux, puis incorporez les œufs un à la fois et ajoutez la vanille. Tamisez les ingrédients secs ensemble. Incorporez graduellement au mélange d'œufs, en alternant avec le lait, puis ajoutez les raisins secs (facultatif). Versez dans de petits moules de papier posés dans un moule à muffins (en remplissant à moitié) et mettez au four 15 minutes.

Pour le premier glaçage, faites fondre le chocolat au bain-marie. Battez le beurre à la fourchette, puis incorporez graduellement le sucre avec un peu de lait. Incorporez le chocolat fondu et mélangez bien (si c'est trop épais, ajoutez un peu de lait). Étalez sur la moitié des petits gâteaux et décorez avec quelques Smarties sur chacun.

Pour le deuxième glaçage, battez beurre, sucre et vanille ensemble, pour obtenir un mélange granuleux. Incorporez le fromage à la crème, mais sans battre pour que le mélange ne devienne pas trop coulant. Étalez sur le reste des petits gâteaux et décorez avec des Smarties.

# Muffins au son avec pommes et raisins secs

Ils sont délicieux et très nutritifs aussi; chez nous, ils disparaissent vite!

DONNE ENVIRON 15 MUFFINS

*120 ml (1/2 t.) d'huile végétale*
*2 c. à soupe de miel*
*2 c. à soupe de sirop d'érable*
*175 ml (3/4 t.) de lait*
*175 ml (3/4 t.) de jus de pomme*
*2 œufs, battus*
*225 g (8 oz) de farine avec levure*
*100 g (4 oz) de son*
*2 c. à soupe de levure chimique (poudre à pâte)*
*1/2 c. à thé de sel*
*2 pommes, pelées et râpées*
*175 g (6 oz) de raisins secs*

Préchauffez le four à 180 °C (350 °F). Mélangez ensemble huile, miel et sirop d'érable dans un bol. Ajoutez-y lait, jus de pomme et œufs. Dans un autre bol, mélangez ensemble farine, son, levure et sel. Combinez les ingrédients liquides avec les ingrédients secs, puis incorporez pommes et raisins secs. Déposez la pâte à la cuiller dans des moules en papier posés dans un moule à muffins et mettez au four 30 minutes.

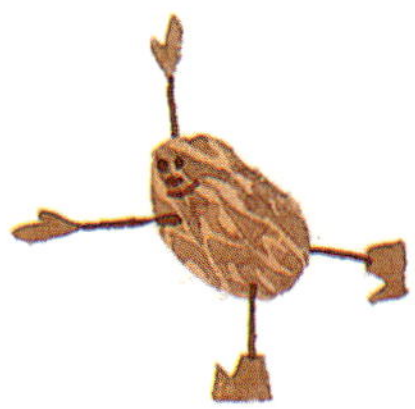

# Gâteau au yogourt

Ce gâteau a un goût très délicat et une texture moelleuse. Il ne faut que 5 minutes pour le préparer, et vous pouvez le cuire dans 2 moules ronds au lieu d'un seul, puis étaler le glaçage au fromage à la crème (voir p. 174) entre les deux gâteaux.

DONNE 8 PORTIONS D'ADULTE

*160 g (51/4 oz) de sucre*
*250 ml (8 oz) d'huile végétale*
*225 g (8 oz) de yogourt nature*
*2 œufs*
*225 g (8 oz) de farine à pâtisserie*
*3 c. à thé de levure chimique (poudre à pâte)*
*2 c. à thé d'extrait de vanille*
*sucre à glacer*

Préchauffez le four à 160-180 °C (325-350 °F). Mêlez huile et sucre ensemble au mélangeur ou au robot de cuisine, puis ajoutez le yogourt et mélangez. Incorporez œufs, farine, levure et vanille. Beurrez un moule à gâteau rond (ou deux) de 25 cm (10 po) de diamètre. Versez-y la pâte et mettez au four 55 minutes. Laissez refroidir et saupoudrez de sucre à glacer.

# Biscuits au chocolat blanc

Des biscuits savoureux, qu'il ne faut pas trop cuire. Sortez-les du four encore assez mous, pour qu'ils soient moelleux une fois refroidis.

DONNE 20 BISCUITS

*100 g (4 oz) de beurre doux ou margarine, à température ambiante*
*100 g (4 oz) de sucre*
*100 g (4 oz) de sucre roux*
*1 œuf*
*1 c. à thé d'extrait de vanille*
*175 g (6 oz) de farine*
*1/2 c. à thé de levure chimique (poudre à pâte)*
*1/4 c. à thé de sel*
*175 g (6 oz) de pastilles de chocolat blanc*
*75 g (3 oz) de pacanes ou noix, hachées (facultatif)*

Préchauffez le four à 190 °C (375 °F). Battez le beurre avec le sucre blanc et le sucre roux. À la fourchette, battez l'œuf avec la vanille, puis incorporez au beurre. Dans un bol, mélangez farine, levure et sel. Ajoutez au mélange de beurre et œuf, en battant bien. Brisez le chocolat blanc en morceaux avec un rouleau à pâtisserie ou au robot de cuisine, puis incorporez à la pâte avec les noix.

Tapissez des plaques à biscuits de papier sulfurisé et roulez la pâte en boules de la grosseur d'une noix. Déposez-les sur les plaques en les espaçant beaucoup les unes des autres. Mettez au four 12 minutes, puis retirez délicatement de la plaque et faites refroidir sur une grille.

# Carrés au muesli

Ces carrés feront un bon goûter nutritif pour votre bambin.

DONNE 20 PETITS CARRÉS

*100 g (4 oz) de margarine ou beurre*
*1 c. à soupe de miel*
*1 c. à soupe d'extrait de malt*
*1/2 c. à thé d'extrait de vanille*
*1/2 c. à thé de bicarbonate de soude*
*65 g (2 1/2 oz) de muesli non sucré*
*25 g (1 oz) de flocons d'avoine*
*40 g (1 1/2 oz) de noix de coco séchée*
*40 g (1 1/2 oz) de graines de sésame*
*40 g (1 1/2 oz) de raisins secs*
*1 c. à soupe de cassonade*

Préchauffez le four à 180 °C (350 °F). Faites fondre dans une casserole la margarine avec miel et extrait de malt, puis ajoutez vanille et bicarbonate de soude. Combinez tous les autres ingrédients dans un bol, puis incorporez-y le mélange de la casserole et mélangez bien. Versez la pâte dans un moule carré de 18 cm (7 po) de côté et mettez au four 30 minutes.

# Biscuits amusants

Il existe des emporte-pièce aux formes bizarres et merveilleuses: pour mes biscuits, j'utilise des silhouettes de bonshommes et d'animaux. Mes enfants en raffolent et ils se dépêchent de les manger en les «disséquant».

DONNE 15-20 BISCUITS (selon les emporte-pièce utilisés)

*50 g (2 oz) de farine complète*
*100 g (4 oz) de farine blanche*
*75 g (3 oz) de semoule*
*1/4 c. à thé chacun de gingembre moulu, poudre de cannelle et sel*
*75 g (3 oz) de margarine ou beurre*
*1 banane mûre moyenne*
*1 1/2 c. à soupe de sirop d'érable*
*fromage à la crème, pour garnir*
*quelques raisins secs*

Préchauffez le four à 200 °C (400 °F). Dans un grand bol, mélangez ensemble farine complète et blanche, semoule, gingembre, cannelle et sel, puis incorporez la margarine en frottant du bout des doigts. Écrasez bien la banane avec le sirop d'érable et incorporez au mélange, pour obtenir une pâte homogène et élastique.

Étendez la pâte au rouleau sur une surface légèrement farinée, puis découpez avec les emporte-pièce. Déposez sur des plaques à biscuits beurrées et mettez au four 20 minutes, pour dorer et raffermir.

Si vous le désirez, étalez du fromage à la crème sur les biscuits refroidis, en faisant une texture à la fourchette pour simuler la fourrure de l'animal. Utilisez des raisins secs pour les yeux.

# Bretzels au fromage

Amusants à préparer et savoureux à manger. Vos tout-petits aimeront vous aider à façonner les bretzels en formes diverses. Vous pouvez même faire les lettres du nom de vos enfants!

DONNE 20-30 BRETZELS

*1 sachet de levure sèche*
*300 ml (1 1/4 t.) d'eau tiède*
*450 g (1 lb) de farine*
*175 g (6 oz) de fromage cheddar, râpé*
*1 œuf, battu*
*graines de sésame*

Préchauffez le four à 250 °C (475 °F). Faites dissoudre la levure dans l'eau tiède, puis incorporez-y farine et fromage. Pétrissez la pâte avec les mains sur une surface farinée. Détachez de petits morceaux de pâte et roulez en boudins minces d'environ 30 cm (12 po) de long, puis façonnez-les en forme de bretzels. Déposez sur des plaques à biscuits recouvertes de téflon, badigeonnez d'œuf battu et parsemez de graines de sésame. Mettez au four 20 minutes.

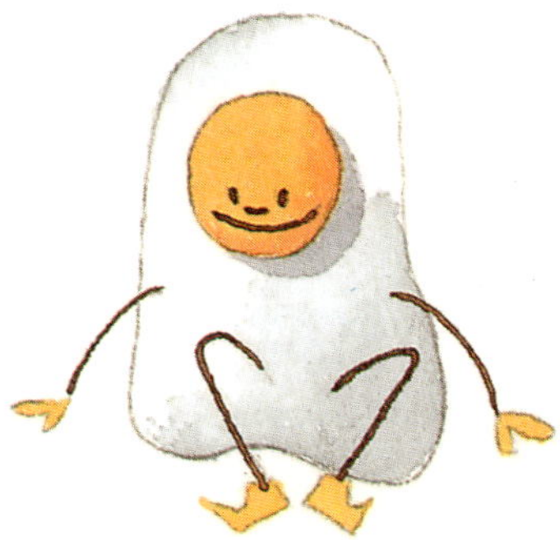

# GOÛTERS NUTRITIFS

## Fruits

Lavez bien les fruits, puis pelez, enlevez le cœur, épépinez ou dénoyautez et apprêtez.

Banane, entière ou en morceaux
Morceaux de pomme pelée, sans cœur
Morceaux de poire
Segments d'orange, de mandarine ou de clémentine, dont la peau blanche et les pépins sont enlevés
Kiwi, pelé et tranché
Fraises, équeutées et coupées en deux
Raisins sans pépins, pelés pour les bébés de moins d'un an
Melon, pelé et coupé en dés
Pêche, pelée, dénoyautée et tranchée
Mangue, pelée et tranchée
Papaye, pelée, épépinée et coupée en tranches épaisses
Framboises, lavées soigneusement
Litchis, pelés et dénoyautés (le noyau est dangereux pour les enfants)
Ananas, pelé et coupé en morceaux
Fruits secs (abricots, pruneaux, raisins, etc.), trempés dans l'eau s'ils sont coriaces

## Fruits au chocolat

Voici une façon délicieuse de préparer des fruits: faites fondre du chocolat noir au bain-marie, plongez-y le bout d'un morceau de fruit (fraise, morceau d'ananas, segment d'orange ou de mandarine). Percez ce dernier avec un bâtonnet à cocktail, puis piquez dans une orange et réfrigérez pour faire durcir le chocolat. Enlevez les bâtonnets avant de servir les fruits à votre enfant.

On peut aussi enrober des bananes entières de chocolat. Déposez-les sur du papier sulfurisé, puis placez au congélateur ou réfrigérateur pour faire durcir le chocolat.

Si vous préférez que votre bambin ne mange pas trop de chocolat, remplacez-le par de la caroube.

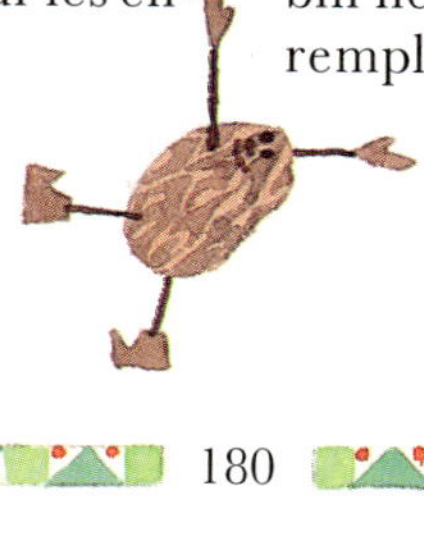

## Légumes

Comme pour les fruits, lavez, pelez, apprêtez et épépinez au besoin.

Les bambins aiment tremper leurs légumes crus dans une sauce, et ces crudités sont excellentes pendant qu'ils percent leurs dents. Essayez les recettes qui suivent. Servez aussi de bonnes trempettes, comme de la purée de pois chiches (hummous) ou du fromage blanc mêlé à du concentré de tomate.

## Fromages

Ils sont parfaits pour les goûters des bambins. Coupez des tranches de fromage avec un emporte-pièce pour amuser les petits. Leurs préférés: édam, gruyère et cheddar. Ils raffolent aussi des fromages en portions individuelles (Babybels ronds ou pointes de fromage à la crème).

Les petits aiment bien le fromage cottage, nature ou avec des ananas. Pour un goûter nutritif et délicieux, servez une boule de fromage cottage avec une grosse cuillerée de pomme râpée et de raisins secs, et entourez le tout de petits morceaux de fruits.

# Trempette de fromage cottage

DONNE 4 PORTIONS D'ADULTE

*125 g (4 1/2 oz) de fromage cottage*
*2 c. à soupe de fromage à la crème*
*sauce Worcestershire au goût*
*1 c. à dessert d'oignons verts (ou ciboulette), hachés*
*sel et poivre*

Mêlez ensemble tous les ingrédients. Servez avec un choix de légumes crus coupés en bâtonnets et des lanières de pain pita.

# Trempette de la déesse verte

DONNE 10 PORTIONS D'ADULTE

*1 avocat*
*1/4 concombre, en dés*
*6 tomates cerises (ou 2 petites tomates), hachées fin*
*1/2 petit poivron rouge, épépiné et en dés (facultatif)*
*1/4 petit oignon, pelé et haché fin*
*2 c. à soupe de yogourt grec*
*quelques gouttes de jus de citron*
*sel et poivre*

Coupez l'avocat en deux, dénoyautez et enlevez la pulpe à la cuiller. Écrasez avec tous les autres ingrédients.

| ☺ | | ☹ | |
|---|---|---|---|

# Boules de fromage aux Rice Crispies

Votre bambin aimera vous aider à façonner ces boules.

DONNE 12 BOULES

*75 g (3 oz) de farine*
*50 g (2 oz) de margarine*
*1/2 c. à thé de poudre de moutarde*
*25 g (1 oz) de fromage cheddar, râpé*
*50 g (2 oz) de fromage parmesan, râpé*
*40 g (1 1/2 oz) de Rice Crispies*
*1 œuf, battu*
*50 g (2 oz) de graines de sésame*

Préchauffez le four à 180 °C (350 °F). Battez ensemble farine, margarine, moutarde, cheddar et parmesan. Ajoutez les Rice Crispies et façonnez la pâte en petites boules. Enrobez celles-ci d'œuf, puis de graines de sésame. Mettez au four 20 minutes.

| ☺ | | ☹ | |
|---|---|---|---|

# Pizza maison rapide

Une pizza délicieuse et facile à préparer, qui fera le bonheur des tout-petits. Le fromage bel paese lui donne une saveur incomparable, mais vous pouvez le remplacer par du mozzarella.

DONNE 2 PORTIONS D'ADULTE

*1 oignon vert, haché fin*
*2 tomates, pelées, épépinées et hachées*
*4 petits champignons, lavés et tranchés*
*margarine*
*1 c. à dessert de concentré de tomate*
*1 c. à dessert de basilic haché*
*1/4 baguette*
*40 g (1 1/2 oz) de fromage bel paese, tranché*

Faites revenir 2 à 3 minutes oignon, tomates et champignons dans un peu de margarine, puis incorporez concentré de tomate et basilic.

Coupez la baguette en deux sur la longueur et étalez sur la mie des deux moitiés un peu de margarine, la sauce tomate, puis couronnez de tranches de fromage. Faites gratiner au gril chaud 3 à 4 minutes.

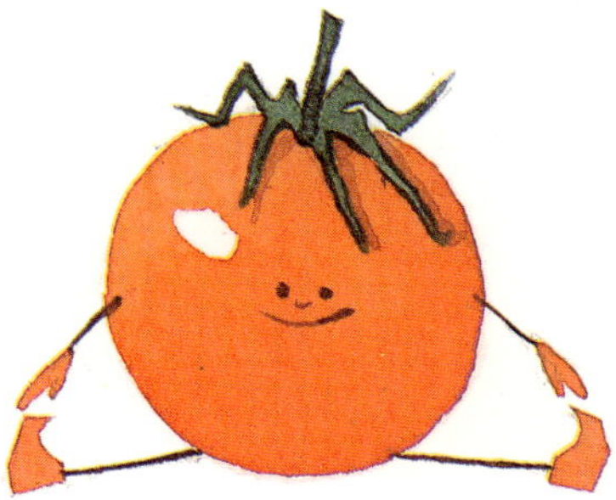

# Œufs farcis

Coupez les œufs cuits durs en deux sur la longueur, puis enlevez une fine tranche à la base pour qu'ils tiennent droit. Garnissez de jaunes d'œufs écrasés finement avec un des groupes d'ingrédients ci-dessous.

*concombre haché, laitue, tomate et mayonnaise*
OU
*fromage cottage et ciboulette*
OU
*saumon poché et mayonnaise*
OU
*poulet haché fin et ketchup*
OU
*saumon ou thon en conserve et oignon vert haché*

# Œuf haut-de-forme

C'est un excellent goûter pour une petite fête d'enfants.

DONNE 1 PORTION D'ADULTE

*1 tranche de pain épaisse*
*un peu de beurre ou margarine*
*1 œuf*
*1 tranche de tomate*
*25 g (1 oz) de fromage cheddar, râpé*

Avec un petit verre ou un coquetier, découpez un petit cercle au centre du pain. Faites frire la tranche trouée dans le beurre quelques secondes de chaque côté. Puis cassez soigneusement l'œuf dans le trou. Quand l'œuf est presque cuit, déposez une tranche de tomate dessus et retournez le pain délicatement. Faites frire la tomate quelques secondes, ainsi que le cercle de pain. Mettez le cercle de pain frit sur la tomate et parsemez de fromage. Faites gratiner au gril chaud.

| ☺ | | ☹ | |
|---|---|---|---|

# Pain doré avec Marmite

Ceci se mange très bien avec les doigts; pour un repas complet, servez avec un œuf mollet ou brouillé.

DONNE 1 PORTION D'ADULTE

*1 tranche de pain complet*
*1/2 c. à thé de Marmite (ou bouillon de bœuf concentré)*
*1 œuf*
*un peu de beurre ou margarine*

Étalez une couche mince de Marmite sur les deux côtés du pain. Battez l'œuf, versez dans une assiette plate et faites-y tremper le pain. Faites fondre un peu de beurre dans une poêle, puis cuisez le pain pour le dorer des deux côtés. Coupez en languettes, en enlevant la croûte, si désiré.

## Sandwichs

Les sandwichs peuvent être de divers formats et formes. Vous pouvez même les couper en silhouettes d'animaux avec des emporte-pièce. Préparez aussi ceux en spirale, très attrayants. Les sandwichs grillés constituent un vrai repas, et il vaut la peine d'acheter un appareil qui cuit et scelle ces sandwichs.

Variez aussi le type de pain utilisé: pita farci de salade, pain aux raisins, sandwichs ouverts sur petit pain, bagel (excellent pour les bambins qui percent leurs dents), baguette ou pain pumpernickel. Un sandwich peut même avoir un côté blanc et l'autre brun.

La présentation est très importante: un enfant a plus d'appétit pour les aliments appétissants. Décorez vos sandwichs de cresson ou de morceaux de légumes dentelés, ou encore transformez-les en petits trains ou en bateaux. C'est rapide et amusant à préparer, et les bambins l'apprécieront sûrement.

Aux pages suivantes se trouvent des idées de garnitures de sandwichs pour votre petit, qui vous indiquera vite ses préférences!

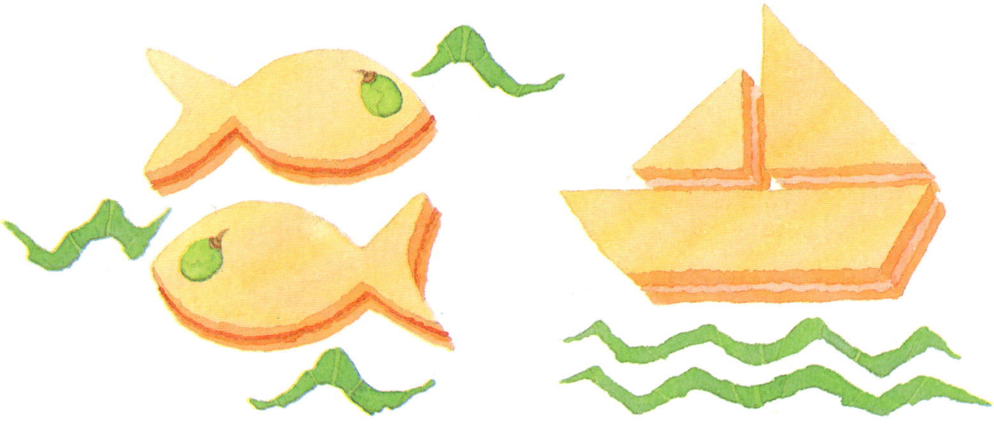

## Sandwichs en spirale

Utilisez des tranches de pain assez minces. Sinon, aplatissez-les avec un rouleau à pâtisserie afin de pouvoir les enrouler sans les briser. Enlevez toute la croûte et étalez du beurre (ou margarine) et une garniture lisse et crémeuse sur la mie, de façon uniforme. Puis enroulez les tranches avec la garniture à l'intérieur et coupez pour faire de jolies spirales.

Vous pouvez donner un effet panaché en utilisant deux tranches (une blanche et une brune) avec des garnitures différentes mais complémentaires.

Beurre d'arachide et confiture de framboises

Beurre d'arachide et banane écrasée

Beurre d'arachide et compote de pommes

Beurre d'arachide, pomme râpée et graines de sésame grillées (ou morceaux de raisins secs)

Fromage à la crème, Marmite et laitue en lanières

Fromage à la crème ou blanc, graines de sésame grillées, moutarde et cresson

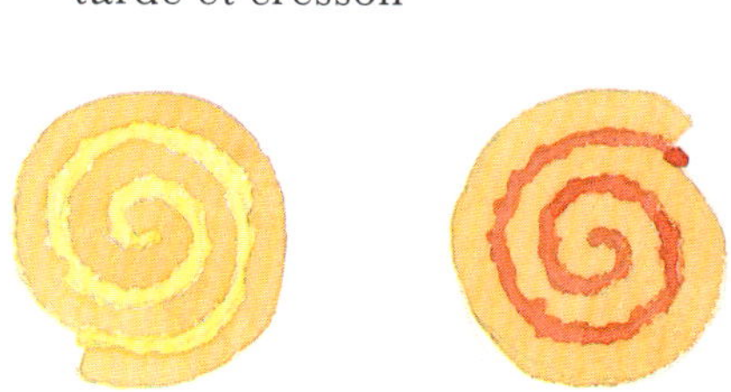

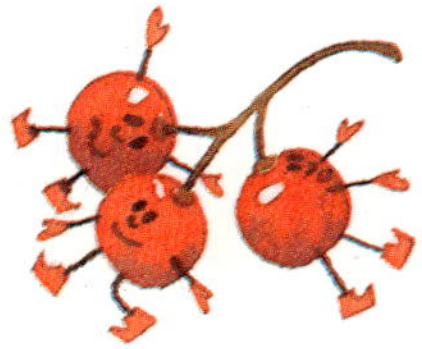

Fromage à la crème et ananas écrasés (ou purée de fruits)
Fromage à la crème et concombre
Fromage à la crème et Corn Flakes émiettés
Fromage à la crème sur pain aux raisins et confiture de fraises
Fromage à la crème sur bagel avec tranches de saumon fumé
Fromage à la crème avec abricots secs hachés
Fromage à la crème et gelée de groseilles
Fromage cottage avec avocat et jus de citron
Fromage et chutney
Fromage râpé avec pomme et poire râpées
Fromage frais nature et raisins secs
Œuf dur haché, cresson et mayonnaise
Œuf mayonnaise avec un peu de poudre de curry
Œuf dur haché et sardines écrasées
Thon mayonnaise et cresson
1 petite boîte de thon ou saumon avec 3 c. à soupe de ketchup
Salade de thon ou saumon
Saumon, œuf dur haché et mayonnaise
Poulet haché, mayonnaise et yogourt avec un peu de poudre de curry et de raisins secs
Poulet ou dinde avec chutney
Foie de poulet grillé, écrasé avec oignons frits et œuf dur
Nutella et banane

## Sandwichs grillés ouverts

Faites d'abord griller le pain, puis étalez la garniture et placez au gril chaud pour bien cuire.
Fromage et tomate
Fromage râpé et pommes avec quelques raisins secs
Sardines en sauce tomate (en conserve)
Poulet en sauce béchamel

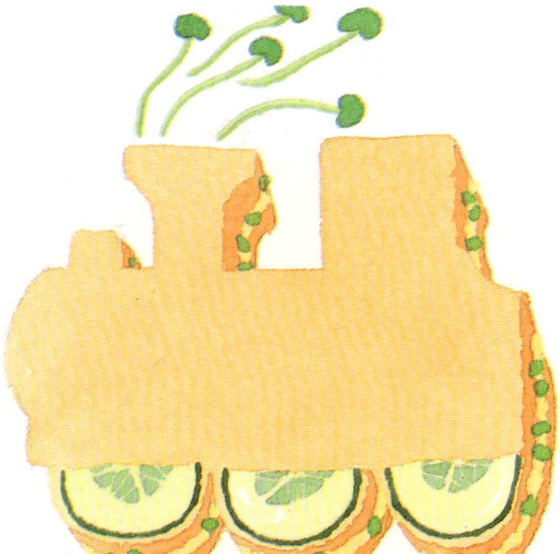

# MENU APRÈS UN AN

| | *Matin* | *Midi* | *Après-midi* | *Soir* |
|---|---|---|---|---|
| *Jour 1* | Muesli suisse aux fruits<br>Yogourt<br>Fruit | Hamburgers juteux et légumes<br>Croustade de pommes et crème anglaise | Salade de pâtes et légumes multicolore<br>Crème (ou yogourt) glacée maison | Sandwichs miniatures<br>Petit suisse<br>Fruit |
| *Jour 2* | Fromage et rôtie<br>Compote de fruits | Boulettes de poisson de grand-maman<br>Fruit | Œuf haut-de-forme<br>Fruit | Boulettes de pomme et poulet<br>Salade de fruits enneigée |
| *Jour 3* | Pain doré<br>Compote de pommes<br>Petit suisse | Veau Stroganoff et riz<br>Banane au four | Boulettes de poisson de grand-maman<br>Salade ou crudités et trempette<br>Fruit | Sandwich sur rôties<br>Délice à la pêche Melba |
| *Jour 4* | Muesli aux trois céréales<br>Œuf brouillé | Rissoles aux arachides<br>Crème glacée maison et gelée amusante | Boulettes de pomme et poulet<br>Salade de fruits enneigée | Spaghettis primavera<br>Petit suisse<br>Fruit |
| *Jour 5* | Muffin au son<br>Banane royale | Hachis Parmentier et légumes<br>Pouding aux lokshens | Poisson aux champignons<br>Gelée<br>Fruit | Rissoles aux arachides<br>Fruit<br>Yogourt |
| *Jour 6* | Corn Flakes et pomme<br>Yogourt<br>Fruit | Tagliatelles au thon<br>Fruit | Sauté de foie de veau<br>Légumes<br>Délice aux pommes | Sandwichs miniatures<br>Petit suisse<br>Fruit |
| *Jour 7* | Œuf brouillé au fromage et rôtie<br>Fruit | Poulet au barbecue ou Sauté de poulet<br>Croustade de pommes et crème glacée maison | Pommes de terre farcies<br>Gelée<br>Fruit | Sole au gratin<br>Ratatouille<br>Petit suisse |

Ces menus vous montrent comment planifier les repas de toute la famille.

# MENU DE LA FAMILLE

| | *Matin* | *Midi* | *Soir* |
|---|---|---|---|
| *Jour 1* | Muesli suisse aux fruits<br>Yogourt | Salade de pâtes et légumes multicolore | Hamburgers juteux, légumes et pommes de terre<br>Croustade de pommes et crème anglaise |
| *Jour 2* | Fromage et rôtie<br>Compote de fruits | Boulettes de pomme et poulet<br>Légumes | Gratin de poisson de grand-maman<br>Salade de fruits enneigée |
| *Jour 3* | Pain doré | Boulettes de poisson de grand-maman<br>Salade<br>Fruit | Veau Stroganoff et riz<br>Salade<br>Crème glacée (ou yogourt) glacée maison et fruits |
| *Jour 4* | Œuf brouillé | Rissoles aux arachides ou Boulettes de poisson (ou de pomme et poulet)<br>Salade de fruits | Spaghettis primavera ou Rissoles aux arachides<br>Gelée et crème glacée maison |
| *Jour 5* | Muffin au son | Poisson aux champignons et légumes | Hachis Parmentier avec légumes ou salade<br>Pouding aux lokshens |
| *Jour 6* | Corn Flakes et yogourt | Tagliatelles au thon<br>Fruit frais | Sauté de foie de veau et pommes de terre<br>Délice aux pommes et crème glacée maison |
| *Jour 7* | Œuf brouillé au fromage<br>Rôtie<br>Fruit | Poulet au barbecue ou Sauté de poulet<br>Croustade de pommes et crème glacée maison | Sole au gratin<br>Ratatouille |

# INDEX

## REMERCIEMENTS

L'auteure remercie les personnes suivantes qui l'ont aidée et conseillée pendant la rédaction de ce livre:
D^r^ Stephen Herman FRCP, pédiatre; Margaret Lawson, professeure de nutrition; P^r^ Charles Brook, pédiatre et endocrinologue; D^r^ Sam Tucker, pédiatre; Jacky Bernett, diététiste; D^r^ Tim Lobstein, spécialiste en nutrition; Carol Nock, sage-femme; Kathy Morgan, infirmière; Ros Edwards, Ian Jackson, Susan Fleming, Fiona Eves et Elaine Partington chez Eddison Sadd; Evelyn Etkind, pour son encouragement; David Karmel, pour sa patience; Beryl Lewsey, pour son enthousiasme et son travail; D^r^ Irving Etkind, pour l'aide à la recherche; Jane Hamilton, pour son dévouement; Simon Karmel, pour son soutien.

## L'auteure

Annabel Karmel est une femme de carrière et une mère très active. Sa passion pour la gastronomie a été avivée par ses études à la Cordon Bleu School of Cookery. Depuis la naissance de ses enfants, elle a effectué des recherches fouillées sur tous les aspects de l'alimentation des enfants. Harpiste professionnelle, elle a aussi mené une brillante carrière musicale. Elle a étudié au Conservatoire royal de musique de La Haye et au Collège royal de musique de Londres, mais s'est fait surtout connaître par des récitals de musique populaire. Elle est aussi chanteuse et actrice, et travaille également à la télévision.